Anna Mancini

Sueños Y Salud

Descubre Los Sueños Más Comunes Que Te
Informan Sobre El Estado De Tu Cuerpo Y
Aprovéchalos Para Permanecer Saludable

Buenos Books America

WWW.BUENOSBOOKS.US

© Anna Mancini
www.amancini.com

http://espanol.amancini.com
www.amancini.com

ISBN: 978-1-963580-10-5

Ediciones: Buenos Books America
www.buenosbooks.us

INDICE

—

3

Introducción

Desde la más alta antigüedad, en todo el mundo, los seres humanos han utilizado sus sueños para lograr diagnósticos médicos, obtener directamente en el sueño la cura de las enfermedades o saber qué remedios, o plantas tomar para volver a la buena salud. Los éxitos fueron asombrosos, como lo demuestran los muchos exvotos descubiertos por los arqueólogos en los sitios de los antiguos templos de Esculapio y en otros lugares propicios para la incubación de sueños terapéuticos.

A pesar de la eficacia comprobada de nuestras habilidades oníricas en el cuidado de la salud, ¿Qué médico moderno pensaría en pedirle a sus pacientes que le cuenten sus sueños? Sin embargo, hoy como ayer, nuestros sueños siguen ahí como el genio bueno de la lámpara de Aladino, siempre dispuestos a ayudarnos a gestionar mejor nuestra salud. El genio de la lámpara de los sueños terapéuticos está siempre listo para servirte, y para activarla solo debes acostumbrarte a prestar atención a tus sueños de cierta manera que te explicaré más adelante. Esta es la mejor inversión que puedes hacer para tu salud.

Si solo les prestaras atención, tus sueños podrían serte de un servicio invaluable, tanto en términos de prevención como de curación de problemas de salud; porque a través de algunos de tus sueños, es tu cuerpo el que te habla directamente. Tu cuerpo se comunica contigo principalmente de manera subconsciente, y para hacerlo primero privilegia el canal de los sueños. Cuando sucede que se comunica contigo de manera consciente por síntomas, es porque no lo escuchaste cuando, mucho antes de la aparición de estos síntomas, tus sueños te señalaban por sus temas, sus cambios de color y a veces por pesadillas que debías hacer algo para restaurar el buen orden en tu cuerpo y poder evitar enfermedades y dolores.

Los sueños tienen la gran ventaja de ocurrir mucho antes de la aparición de todos los síntomas y a veces horribles dolores causados por el deterioro de la salud o por el ataque de virus o parásitos. Al aprender a observar, escuchar y comprender los sueños que emanan de tu cuerpo, tendrás más posibilidades de vivir una vida mejor y permanecer completamente activo hasta el final de tu vida o casi.

Según las estadísticas francesas sobre la esperanza de vida saludable, los hombres tendrían que soportar 16 años de vida con mala salud antes de morir y las mujeres más de veinte años. Que lástima vivir debilitados por tanto tiempo, cuando haciendo caso a nuestros sueños podríamos vivir casi todos esos años con buena salud, lejos de hospitales, medicamentos y consultorios médicos e incluso hacer estallar las estadísticas de longevidad.

Nuestro cuerpo es una maravilla de la naturaleza. Debemos recordar agradecerle más a menudo y cooperar más con él escuchando sus mensajes. Cuando observes tus sueños, te darás cuenta de que tu cuerpo también tiene su propia inteligencia, su propia personalidad y una increíble memoria que se remonta a los comienzos de los tiempos. También podrás darte cuenta de que es la VIDA lo que más interesa a la inteligencia de tu cuerpo. El cuerpo quiere mantener su nivel de vida, me refiero a la vitalidad, y hace todo lo que puede para proteger su vida, seas o no consciente de ello, con o sin tu cooperación. Todos pensamos que tenemos un instinto de conservación y se lo atribuimos a nuestra mente consciente. Sin embargo, al observar tus sueños con atención, rápidamente te darás cuenta de que este instinto pertenece mucho más a la inteligencia intrínseca de tu cuerpo que a tu mente consciente.

Nuestros sueños son los mejores guardianes de nuestra salud y longevidad. Es a través de ellos que podemos comunicarnos efectivamente con nuestro cuerpo, que sabe mucho más sobre la salud y la preservación de la juventud que todos los médicos del mundo. Nuestros sueños nunca dejan de informarnos en tiempo real de lo que está ocurriendo en nuestro interior, en nuestros órganos y en cada una de nuestras células y nos alerta de lo que nos es perjudicial. Con mucha razón los antiguos acupunturistas chinos habían considerado ciertos sueños como una emanación de la actividad psíquica de los órganos y los usaron, además de otras ocho reglas para hacer sus diagnósticos médicos. Puedes verificar la precisión de sus observaciones milenarias prestando atención a tus propios sueños. Tan pronto como empezamos a desequilibrarnos, nuestros sueños no dejan de señalárnoslo para que podamos reaccionar inmediata y fácilmente para que se restablezca el buen orden. Todavía es necesario saber detectar entre todos los sueños que tenemos, aquellos que emanan de nuestro cuerpo y se relacionan con nuestro estado de salud.

En este libro, te guiaré para que puedas hacer esto por ti mismo. Procederé primero brindándote ejemplos de sueños más comunes que se relacionan con los problemas de salud y luego te llevaré en un viaje dentro del cuerpo humano usando ejemplos de sueños que se relacionan con nuestros paisajes internos. El interior del cuerpo es un mundo en sí mismo y verás cómo tus sueños te lo pueden representar. En una tercera parte te explicaré cómo inducir sueños que respondan a las preguntas que tienes sobre tu salud. Esto ya se hacía en los templos de la antigüedad, especialmente entre los egipcios, griegos y romanos. Es lo que se denomina una incubación onírica que también se puede realizar tranquilamente en casa, siempre que se sepa cómo proceder para su buen desarrollo. Continuaremos con la presentación de sencillas técnicas de auto hipnosis onírica destinadas a influir positivamente en tu subconsciente para reavivar, cuando lo necesites puntualmente o en prevención, tus fuerzas de vida y sanación. Terminaremos este libro con consejos sobre cómo hacer un trabajo personal de la observación de tus sueños de manera eficaz.

Capítulo 1: Ejemplos de sueños comunes sobre problemas de salud y otros falsos sueños sobre la salud

Los ejemplos de sueños que te voy a dar ahora, que se relacionan con los problemas de salud más comunes, son solo ejemplos destinados a darte una idea de las diferentes formas que tu cuerpo puede utilizar para comunicarse contigo en el estado de sueño. Estos sueños son extremadamente comunes y sin embargo la mayoría de las personas que los tienen no saben que contienen información muy útil para su salud. ¡Y eso es una pena!

A diferencia de todos los otros tipos de sueños, los sueños que se relacionan con el cuerpo y su equilibrio o desequilibrio son relativamente fáciles de comprender para el principiante, siempre que se le den ciertas claves de comprensión y algunos ejemplos frecuentes. Cuando hayas realizado un trabajo personal de observación de tus sueños, puedes adaptar los siguientes ejemplos a tu situación personal y a tus propios símbolos oníricos.

Veremos ejemplos de sueños que señalan:

-Un problema respiratorio (resfriado, bronquitis, asma, etc.)

-Problemas de estreñimiento.

-La presencia de parásitos en el cuerpo.

-Problemas de circulación sanguínea y su curación.

-Problemas nerviosos.

-La formación de una depresión.

-La formación de los cánceres.

También veremos ejemplos de sueños que parecen anunciar problemas de salud, pero que una vez interpretados no tienen nada que ver con la salud.

1) Ejemplos de sueños provocados por dificultades respiratorias: (signos oníricos precursores de resfriados, ataques de asma, bronquitis, neumonía, COVID, etc.)

Un día, una amiga que decía que nunca soñaba vino a visitarme para contarme un sueño maravilloso que había tenido la noche anterior. Estaba emocionada de descubrir lo extraordinario que podría anunciarle. Este sueño tan especial la había marcado mucho y de repente se llenó de entusiasmo y curiosidad por la interpretación de los sueños que toda su vida habían sido la menor de sus preocupaciones. ¡Estaba muy feliz por ella de que finalmente pudiera recordar un sueño! Empecé a escuchar atentamente mientras estaba relajada, para permitir que mi subconsciente capturara la energía de este sueño. (En efecto, muchas veces la información esencial del sueño no se encuentra en su historia o sus escenarios, pero sí en su energía).

Había vivido una increíble aventura onírica con personajes misteriosos y todo un guión y una puesta en escena muy estudiada, digna de una buena película de aventuras. Sin embargo, como toda la película transcurría en sótanos, cuevas secretas y laberintos en los sótanos de antiguos lugares secretos, y como la vida de mi amiga distaba mucho de ser la de una aventurera, supe intuitivamente y también por experiencia, que todos estos escenarios no tenían ninguna importancia y que el sueño simplemente le anunciaba un resfriado.

Esta conclusión me pareció obvia debido al contexto de vida de la soñadora y a la alta frecuencia en el desarrollo del sueño de la aparición de lugares muy cerrados en los que es más difícil respirar. El malestar respiratorio de su cuerpo simplemente se había mezclado con recuerdos de películas de aventuras y formaba este sueño de acción y aventura insólita. Su sueño se destacaba tanto de su vida cotidiana que ella había logrado conservar su recuerdo a pesar de su habitual desinterés por su mundo onírico. Obviamente, esperaba una interpretación extraordinaria de este sueño. Mi respuesta fue breve: "Este sueño te anuncia un fuerte resfriado, y en este punto quizás aún puedas evitarlo lavándote la nariz con agua salada o yendo a un bosque a respirar bien." Pude ver el asombro y luego la decepción en su rostro. Ella se fue, encogiendo de hombros. Así que no hizo nada por evitar el resfriado que le anunciaba su sueño. Unos días después, me llamó, sollozando y sonándose la nariz. ¡Así es, tenías razón! ¡Mi sueño realmente anunciaba este maldito resfriado! ¡Finalmente, este fuerte resfriado tuvo la virtud inesperada de hacerle cambiar permanentemente su actitud hacia sus sueños!

He observado a través de mis propios sueños y los de otras personas que los sueños que anuncian problemas respiratorios son a menudo sueños de aventuras que ocurren en lugares secretos subterráneos donde no se respira bien por la falta de oxígeno. Pueden anunciar simples resfriados, bronquitis, ataques de asma, neumonía o problemas de apnea del sueño. También podemos soñar que alguien intenta ahorcarnos, o nos aplasta el pecho con un peso insoportable, ¡Pero en este caso el sueño es mucho más fácil de interpretar!

El malestar que siente el cuerpo se mezclará la mayor parte del tiempo con recuerdos y/o preocupaciones del soñador para formar un sueño cuyo decorado varía hasta el infinito, pero cuya principal información comunicada por el cuerpo es: "me falta el aire."

Te daré otro ejemplo para ilustrar cómo los mensajes del cuerpo del soñador se mezclan con sus preocupaciones actuales para crear sueños.

Un día me contactó un amigo mexicano porque estaba angustiado por una serie de sueños que había tenido en los que entraban personas a su casa y lo estrangulaban. Se asustó mucho porque pensó que eran sueños premonitorios. En su vida real, estaba siempre preocupado por la violencia que existía en su país y tenía el deseo de ser político para mejorar esta situación. Después de observar sus sueños y su realidad según mis consejos, se dio cuenta por sí mismo que sus sueños de asesinato eran causados por alergias que le dificultaban la respiración. Cuando estas alergias le impedían respirar adecuadamente mientras dormía, el mensaje de su cuerpo (No tengo aire) se mezclaba regularmente con las preocupaciones de su vida real para formar estos aterradores sueños recurrentes de asesinato por estrangulamiento. Por suerte, a pesar de todos esos malos sueños, nunca nadie entró a su casa para asfixiarlo.

A través de estos ejemplos, se puede ver que a menudo hay diferentes niveles de información mezclados en un mismo sueño y que es necesario conocer bien el contexto personal del soñador para poder comprender sus sueños. En efecto, en el mismo sueño, podemos tener un mensaje del cuerpo, que se mezcla con recuerdos personales o información presente (por ejemplo, una habitación de hotel). Se puede agregar información que proviene de otras personas que nos rodean y que hemos recogido de manera subconsciente.

Además, nuestro cerebro hace todo un trabajo de representación pictórica de la información vibratoria que emana del cuerpo. En otras palabras, traduce en imágenes la información vibratoria proveniente del cuerpo y del subconsciente.

De este modo esta información se vuelve más accesible a nuestra mente consciente. El subconsciente de cada persona tiene un lenguaje propio que sólo con un trabajo de observación personal se puede descifrar con eficacia.

Me gustaría decir algunas palabras sobre la pandemia del coronavirus que está en curso mientras termino este libro. A continuación, hablaré de ejemplos de sueños que se aplican también perfectamente al coronavirus. Los sueños siempre nos informan mucho tiempo antes del ataque de un virus y nos permiten actuar para ayudar al cuerpo a luchar inmediatamente y así evitar de enfermarse. Aquí un ejemplo de un sueño de una persona que creía estar infectada con el coronavirus y que tenía algunos síntomas leves:

Sueño anunciando infección por el coronavirus-19:

"Sueño que veo muchos gatitos lindos, alrededor de treinta, todos alineados. Tienen pequeñas flores rosadas y verdes en la cabeza que se parecen a las flores incrustadas en los relojes

de Venecia. Los colores son brillantes. Qué lindos, todos estos gatos, pienso, forman un verdadero macizo de flores. Son tan lindos que me acerco para acariciar sus cabezas. Pero justo cuando estoy a punto de hacerlo, mi ser interior me dice que esos gatitos y las flores en sus cabezas son parásitos infectados con virus y me detengo. Luego me encuentro en una gran sala rectangular cuyas paredes son de color azul cristalino. Hay ventanas rectangulares en todas las paredes, dos a la derecha y una al fondo. Son más largas que altas y son ventanas herméticas, que no se abren. Fuera de esta habitación vacía, hay en cada alféizar de la ventana grandes gatos adultos de colores oscuros que se paran como esfinges y parecen estar guardando tranquilamente su territorio".

Notaremos que en este sueño hay una multiplicación de seres (todos los gatitos) lo que señala un brote anormal de algo dentro del cuerpo. En este caso particular, las inusuales flores en la cabeza de los gatitos son similares a los crecimientos que aparecen en el coronavirus-19 y se pueden ver en fotografías publicadas en Internet. La presencia inusual de flores que crecían en la cabeza de los gatitos sugiere que los parásitos presentes en el cuerpo estaban ellos mismos parasitados. En cualquier caso, en mi opinión, hay dos niveles de infección. Los gatos adultos del sueño por su parte representarían, a mi juicio, la puesta en marcha del sistema inmunológico del soñador. La persona que tuvo este sueño no mostró ningún síntoma de infección después. Ella actuó de inmediato para acompañar su cuerpo. Notarás que ella incluso actuó directamente en el sueño al abstenerse de acariciar las cabezas de los gatitos.

Por supuesto, no me es posible garantizar al 100% que este sueño sea una señal de infección por el coronavirus, ya que la persona mostró solo síntomas leves y no pudo realizar una prueba de COVID. De momento, no he podido recoger otros ejemplos de sueños de personas infectadas por el Covid-19. Si recibo alguno más tarde, lo publicaré en mi sitio web: www.amancini.com. Hay sueños con temáticas muy diversas para advertir al soñador sobre la presencia de un virus perturbador en su organismo. Por ejemplo, noté que cuando mis sueños se bloquean toda la noche sobre el mismo tema y eso se vuelve tan desagradable que decido despertarme para dejar de soñar, eso es para mí una señal de ataque por el virus de la gripe. En este momento todavía puedo evitar enfermarme si tomo las medidas necesarias para ayudar a mi cuerpo. La homeopatía es muy efectiva para mí en este caso y en esta etapa.

Ahora veamos algunos ejemplos de sueños que señalan otro problema muy común: los trastornos del tránsito intestinal.

2) Sueños relacionados con el estreñimiento y la presencia de gluten bloqueado en el sistema digestivo

Muchos creemos tener un buen tránsito intestinal porque defecamos regularmente. Pero no basta para mantener los intestinos limpios y esos pueden ser congestionados porque en realidad a pesar de todo hay estreñimiento o porque la evacuación de los desechos no es completa, o bien con el paso de los años se han formado depósitos en las paredes de nuestros intestinos. Cuando los intestinos están congestionados, aunque no seamos realmente conscientes de ello, el buen funcionamiento de nuestro organismo se ve obstaculizado y este no deja de señalárnoslo a través de nuestros sueños. Los sueños que señalan este problema de congestión intestinal variarán entre las personas. Sin embargo, encontramos ejemplos típicos extremadamente frecuentes entre la población y que podrían aprovecharse para actuar de forma inmediata y evitar graves problemas de salud.

Tenga en cuenta que los sueños típicos de problemas de estreñimiento o de depósitos en el intestino se aplican también a la presencia de gluten que no se pudo digerir, que se ha pegado a las paredes de los intestinos y que el cuerpo no puede eliminar. El gluten es para el interior del cuerpo humano lo que el petróleo es para el exterior de los cuerpos de las aves atrapadas en una marea negra. Nuestro cuerpo señalará cualquier cosa que esté molestando al sistema digestivo a menudo con los siguientes sueños.

He aquí algunos ejemplos de sueños típicos que señalan tránsito lento, estreñimiento, obstrucción intestinal o presencia de gluten adherido a las paredes intestinales.

<u>Problemas con la ropa y la apariencia del cuerpo:</u>

El estreñimiento puede provocar sueños de faldas, medias, pantalones, cinturones demasiado apretados... O incluso sueños de faldas, mallas, o pantalones con manchas oscuras situadas en el viento... o representaciones del cuerpo desnudo también con estas manchas. Ellas a menudo indican grupos de heces estancadas donde aparecen. Esta es una indicación valiosa y podemos hacer enemas mientras masajeamos esta zona y también podemos adaptar nuestra dieta para ayudar a descongestionar. Esto será un tanto más fácil cuanto antes empecemos.

Cuando en los sueños aparecen manchas oscuras sobre la ropa o sobre el cuerpo en lugares distintos del vientre, muy a menudo señalan toxinas, o puntos débiles del cuerpo, mal irrigado por la sangre y por lo tanto menos vivos. Si aparecen en el rostro, pueden señalar toxinas, pero también errores en el comportamiento moral de la persona que también pueden corregirse. Siempre es posible cambiar nuestros comportamientos y estilo de vida y luego ver en el sueño si nuestra ropa vuelve a aparecer impecable, de colores brillantes o de un blanco brillante. Publiqué un video en YouTube que amplía el tema de las manchas en los sueños.

Problemas con el WC:

La persona dormida sueña que tiene que ir al baño, pero siempre hay obstáculos. Puede que tenga que esperar una eternidad porque ya hay muchas personas que están esperando. O sueña que ya no puede encontrar los baños de su universidad, de la empresa para la que trabaja o cualquier otro edificio grande que frecuenta en la realidad. A veces, después de muchas aventuras, finalmente encuentra un baño, pero no puede abrir ni cerrar la puerta. O nuevamente, no puede liberarse porque hay otra persona en el baño o cerca que está perturbando su intimidad.

El inodoro sucio que aparece en los sueños, desalineado con las tuberías del desagüe, o lleno de objetos extraños; o los inodoros que amenazan con desbordarse son signos de una mala eliminación de los desechos digestivos. Sin embargo, es necesario tener en cuenta todo el contexto del soñador para analizar adecuadamente este tipo de sueño. En efecto, puedes soñar con tener dificultades para encontrar el baño simplemente porque dormiste más de lo habitual y cuando tuviste este sueño, tu cuerpo necesitaba liberarse. En este caso, el sueño por lo tanto no anuncia un problema de estreñimiento. Lo mismo ocurre cuando tienes la vejiga llena mientras duermes y sueñas que te estás liberando. No es el anuncio de problemas de salud en la vejiga, sino solo la comunicación al cerebro de las necesidades reales y actuales del organismo.

Muchas veces soñar que estamos caminando en caca de perro o en barro es también una señal onírica de estreñimiento e intestinos tapados. Soñar con visitar alcantarillas en las que hay montones de lodo maloliente puede relacionarse con el estado obstruido de los intestinos del soñador. (Obviamente la interpretación será diferente si en la realidad el soñador trabaja en las alcantarillas). En los intestinos también se pueden encontrar parásitos que se pueden ver precisamente en el sueño sin sentir su presencia en lo más mínimo cuando estamos despiertos. En este caso, los sueños son valiosos aliados para saber cuándo es el momento de actuar para deshacerse de estos indeseables.

3) Ejemplos de sueños que señalan la presencia de parásitos en el cuerpo:

Las lombrices y otros parásitos intestinales son una causa importante de problemas de salud en las mascotas, pero también en los humanos. Sin embargo, si pensamos en desparasitar regularmente a gatos, perros, caballos y niños pequeños que se rascan el trasero, ¡casi todos los adultos europeos piensan que están completamente a salvo de las alimañas! El caso es que en países ricos y aparentemente saneados, a casi todos, incluso a los médicos. Nos horroriza tanto la idea de tener parásitos en el cuerpo que preferimos evitar la pregunta. Sin embargo, si siempre ha habido tantos remedios antiparasitarios en todos los países del mundo, e incluso en Europa, nunca ha sido una casualidad, sino una necesidad. Antes de ir a consultar a tu médico por problemas de anemia, fatiga crónica, nerviosismo, insomnio, indigestión

---

crónica o hinchazón, observa tus sueños. Ellos te darán información valiosa. Eso te permitirá cooperar mejor con tu médico para ayudarlo a detectar una posible parasitosis que sin tu ayuda probablemente nunca hubiera pensado. Así que aquí hay algunos sueños típicos que señalan la presencia de parásitos en el sistema digestivo.

Regularmente sueñas ser invitado a una comida, que a todos los invitados se les sirve allí menos a ti que te quejas de que siempre tienes hambre, mucha hambre. En tus sueños y también en la realidad, la mayor parte del tiempo solo piensas en comer y sobre todo alimentos dulces.

Sueñas que tienes que dar de comer a animales glotones y hambrientos, por ejemplo, gatos o perros.

En el momento de la luna llena (período favorable para la proliferación de parásitos) puedes soñar que tienes que alimentar a una multitud de bebés humanos o animales.

Regularmente sueñas que estás escupiendo ranas y sapos como las brujas en los cuentos de hadas de tu infancia.

Sueñas que tu cocina ha sido ocupada durante mucho tiempo por extraños que nunca antes habías notado porque estaban escondidos en rincones y grietas.

Sueñas regularmente con grupos de personas sombrías que circulan por pasillos y te ponen ansioso.

Si eres una mujer posmenopáusica y sueñas regularmente que tienes tu período, estos sueños podrían indicar que estás perdiendo sangre en alguna parte de tu cuerpo y podría deberse a la presencia de algunas especies de parásitos adheridos a la pared intestinal. Ellos pinchan tu sangre y desencadenan también muchos trastornos que son a menudo atribuidos erróneamente a la menopausia. Para conocer más sobre este tema, te aconsejo leer el libro de Laure Goldbright: *Menopause Free of Suffering: A Testimonial*. Puedes encontrar fácilmente este libro en Amazon. Léelo también si eres varón, porque también te ayudará a comprender mejor el origen de ciertos trastornos de la llamada andropausia y cómo evitarlos.

Nótese que todos los sueños de menstruación ocurridos en mujeres menopáusicas no son sistemáticamente sueños que permitan detectar la presencia de parásitos en el cuerpo. Hay que tener en cuenta todo el contexto de la persona. Por ejemplo, si una persona posmenopáusica pasó algunas horas con una persona más joven que estaba menstruando en ese momento, esto puede desencadenar en ella la noche siguiente recuerdos de sus períodos que se entrelazan con sus sueños. Asimismo, también puede ocurrir si tomó el asiento aún caliente de una mujer desconocida que estaba en su período en el metro o en el autobús. En este caso, se trata simplemente de la reactivación de recuerdos corporales en el estado onírico y no del anuncio de la presencia de parásitos en el cuerpo. ¡Uf! ¡Mejor!

En cuanto a la presencia de indeseables en el cuerpo, los sueños son de gran ayuda porque teniendo en cuenta todo nuestro contexto sabremos cuándo es el momento de desparasitarnos o posiblemente de pedirle a nuestro médico que nos recete pruebas de laboratorio. Con un poco de práctica, es posible ver claramente en los sueños los parásitos que nos inquietan y también sus huevos. En sueños más simbólicos, los huevos de parásitos suelen aparecer como cristales que los soñadores encuentran en el suelo. Parecen cristales de cuarzo, pero no tienen la misma consistencia ni irradian la misma energía, y son un poco blandos.

Cuando tus sueños te informen repetidamente de la presencia de parásitos en el cuerpo, toma las medidas necesarias lo antes posible para evitar un deterioro repentino de tu estado de salud y moral. Además, cuanto más esperes menos posibilidades tendrás de dormir bien y, por lo tanto, soñar bien y beneficiarte de un máximo de información onírica. De hecho, los problemas digestivos causados por parásitos intestinales pueden alterar seriamente el sueño y también hacer que algunas personas se pongan tan nerviosas que tengan insomnio.

Soy tan apasionada por el mundo de los sueños que nunca dejo de contaminar con mi entusiasmo al público que asiste a mis conferencias. Pero, muchas veces sucede que al final de mi intervención algunas personas me dicen que les gustaría mucho poder sacarle más provecho a sus sueños, pero que lamentablemente ya no pueden soñar. Según mi sentir, a veces les aconsejo a algunos que se desparasiten. La mayoría de las veces, aquellos que lo hacen me agradecen después por este consejo que efectivamente les permitió comenzar a soñar de nuevo; sin contar que se sienten mucho más saludables gracias a su desparasitación.

Lamentablemente, los parásitos intestinales, al trastornar la asimilación, la digestión y el sueño de sus huéspedes, agotan su energía vital y a veces provocan estados depresivos. Por supuesto, las depresiones pueden deberse a muchas otras causas, pero nunca dejan de anunciarse en los sueños mucho antes de que sea demasiado tarde.

4) La depresión se anuncia por primera vez en los sueños mucho antes de que sea demasiado tarde

Todos tenemos nuestro propio nivel y calidad de energía. Cuando nuestro nivel de energía baja o cuando nos encontramos en una calidad de energía que no es la adecuada para nosotros, nos sentimos mal. Si se prolonga durante mucho tiempo acabamos sintiéndonos un poco deprimidos, a veces incluso podemos caer en una profunda depresión que nos parece muy repentina e inexplicable.

Sin embargo (excepto el shock emocional o la recepción de muy malas noticias) no caemos de repente en una depresión. La depresión se forma poco a poco y si prestamos atención a nuestros sueños, podríamos actuar antes de que sea demasiado tarde. Antes del inicio del estado depresivo, muchas señales oníricas advierten al soñador que está perdiendo su energía, su vitalidad. Es a partir de este momento que se debe actuar para reparar o prevenir fugas de energía o vampirismo energético. Es mucho más fácil actuar ante los primeros signos oníricos de depresión porque en ese momento todavía tenemos suficiente energía y fuerza de voluntad a nuestra disposición para recuperarnos.

Los primeros signos oníricos que señalan depresión suelen

estar relacionados con fugas de agua, porque el agua simbólicamente lleva vida y simboliza la circulación de la vida en el cuerpo. Los sueños nos señalan pues las fugas de vida, de energía vital que si no se detienen conducirán inevitablemente al déficit energético que se llama fatiga crónica y que acaba por conducir a la depresión. Por supuesto, la depresión también se puede señalar de muchas otras maneras que variarán de persona a persona. Hablaremos de eso más tarde.

Las depresiones, por lo tanto, se anuncian a menudo por sueños de fugas de agua en la casa, más a menudo en los baños y/o dificultades para cerrar los grifos de agua, o por fugas en las lavadoras. Si no se hace nada en esta etapa, los sueños gradualmente sufrirán transformaciones. Comenzarán a perder su brillo y colores vivos, luego se desvanecerán por completo, y los personajes aparecerán como sombras grisáceas o negruzcas. A medida que la vitalidad del soñador decae, sus sueños se volverán gradualmente aburridos, grises, tristes y repetitivos. El soñador se encontrará a menudo en paisajes con cielos oscuros, luz solar brumosa, o en habitaciones sumidas en la oscuridad cuya iluminación ha fallado. Los sueños tendrán temas cada vez más aburridos, deprimentes o de pesadilla antes de ser finalmente olvidados por la falta de energía para recordarlos y la falta de interés en recordar este tipo de sueños.

¿Qué hacer si empiezas a tener sueños recurrentes de fugas de agua en tu casa? Lo primero que debes hacer es verificar si todo está bien en tu hogar real, porque recopilamos mucha información de manera inconsciente cuando estamos despiertos y aún más cuando dormimos. Parte de esta información captada subconscientemente logra llegar a nuestra conciencia a través de los sueños. Si después de comprobar que todo está bien en la casa real, date un tiempo de descanso si es posible en la naturaleza para recargar las pilas. Luego, comprueba si este tipo de sueño desaparece. Si persiste, busca atención médica. Para mí, en este caso, voy a visitar a mi acupunturista, descanso y estos sueños desaparecen. Siendo una persona alegre, como todo el mundo, experimenté la caída de la moral anunciada por este tipo de sueño. Sin embargo, siempre he evitado la aparición de la depresión actuando rápidamente para recuperar mi energía y/o evitar seguir perdiéndola. Por supuesto, cada persona es diferente y solo a través de la observación personal podrás detectar tus primeros signos de advertencia de depresión. El cuerpo también pierde vida y no se recarga bien cuando nos encontramos en determinados ambientes cuya energía no le conviene. A menudo no percibimos conscientemente que estos lugares perturban nuestro cuerpo. Pero ello no deja de señalarnos esto en nuestros sueños trayendo a colación temas relacionados con la pérdida de energía, como fugas de agua o pesadillas de pérdida de objetos preciosos, o sueños en los que alguien intenta matarnos o robarnos. Los sueños en los que aparecen problemas de pérdida de sangre también pueden representar fugas de vitalidad en el cuerpo humano. El subconsciente puede utilizar una paleta muy rica de símbolos para representar nuestro estado interior precursor de la depresión. A menudo, soñar con ataques de vampiros puede ser una señal de pérdida de vitalidad en el cuerpo. El símbolo del vampiro a veces es utilizado por el subconsciente para representar un hábito de vida dañino que perjudica nuestra vitalidad, o el hecho de que dormimos en un lugar que perturba energéticamente nuestro cuerpo.

Los problemas nerviosos pueden ser precursores de la depresión y aparecer en los sueños antes o al mismo tiempo que los que anuncian baja energía o fugas de agua.

5) Sueños que muestran problemas nerviosos:

Los problemas nerviosos pueden señalarse con mucha antelación mediante sueños de cables eléctricos quemados, chispas en los enchufes de pared, cortocircuitos, dificultades para encontrar el interruptor, interruptores que ya no funcionan correctamente. También pueden ser perceptibles a través de la ocurrencia de sueños que tienen problemas para desarrollarse. Son como frenados por una serie de obstáculos o impedimentos para el desarrollo fluido de la historia. Dan la desagradable sensación de tropezar siempre con un obstáculo, y que no podemos hacer lo que queremos, ir a donde tenemos que ir, encontrar lo que buscamos. Por ejemplo, tienes que tomar un tren o ir a una cita y es muy laborioso, porque ya no sabes dónde está la estación, qué tren tienes que tomar, o que ya no encuentras tus maletas.

Las perturbaciones de la energía nerviosa también pueden dar lugar a sueños en los que tenemos problemas para controlar nuestro vehículo, o el volante no funciona bien, el acelerador está acelerando por si mismo, o no podemos parar porque los frenos están rotos, o ya no los encontramos o ya no sabemos cómo usarlos. Sin embargo, los sueños de vehículos mal controlados también pueden simbolizar la dificultad de controlar ciertos aspectos de nuestra vida, por ejemplo una pérdida de control de nuestra vida profesional o emocional.

Cuando empiezo a tener este tipo de sueño donde todo se bloquea o se ralentiza, me complemento con magnesio aplicando aceite de magnesio en mi piel. Voy a hacer una sesión de acupuntura, algunos paseos por la naturaleza y dejo de trabajar en la computadora por unos días. También he observado que poner un trozo de cobre nativo debajo de mi almohada acelera increíblemente el desarrollo de mis sueños y, por lo tanto, debe promover una mejor circulación de los impulsos nerviosos. Puedes ir a ver el video que publiqué en YouTube al respecto. Encontrarás las referencias de mi sitio y de mi canal de YouTube al final de este libro.

Tan pronto como tus sueños te hablen de recalentamiento eléctrico en la casa, cables eléctricos que están quemados, rotos o cuya cubierta está en mal estado, interruptores rotos, haz lo mismo que para las fugas: primero verifica si todo está bien en tu alojamiento. Si todo está bien, toma las medidas necesarias para restablecer tu equilibrio nervioso. Por ejemplo, reduce los estimulantes y descansa, toma infusiones relajantes y recarga energías en la naturaleza. Con tus sueños y algunas medidas sencillas y fáciles, puedes evitar el agotamiento y la depresión que tus sueños te anuncian.

Ahora veamos cómo el cuerpo puede señalar problemas de circulación sanguínea y también su mejora en un sueño.

6) La representación de los problemas de circulación sanguínea en los sueños

Los sueños que anuncian problemas con la circulación de la sangre representan a menudo arroyos sucios y estancados llenos de basura o torrentes que arrastran toda clase de objetos que golpean contra las paredes de las orillas. Los cursos de agua pueden ser ríos, arroyos, acequias, canales. Una amiga mía soñó una vez con hombres estadounidenses con sobrepeso que tenían dificultades para nadar río arriba, solo para enterarse por las pruebas de que ella tenía problemas de colesterol.

En un momento de mi vida, tuve sueños recurrentes de fugas de agua de la canaleta de mi casa. En realidad, vivía en un ático y podía ver fácilmente que todo estaba bien con las canaletas reales de mi edificio. Así que subconscientemente no había percibido un problema real de canaletas. Mientras hacía mi investigación personal, entendí que estos sueños me indicaban un problema con la circulación sanguínea en la unión del cuello y la cabeza. Fui a ver a un especialista que me confirmó que tenía un problema circulatorio a este nivel, porque mi atlas estaba fuera de lugar y eso dificultaba la circulación sanguínea entre mi cuerpo y mi cabeza. Luego busqué cómo podía resolver este problema y pude así, gracias a la ayuda de mis sueños, despedirme en particular de mi frecuente tortícolis, dolor de ojos y cuello. Tenga en cuenta que el atlas es la primera vértebra cervical, la que está justo debajo de la cabeza, y en los sueños cualquier cosa sobre una casa (la casa que a menudo representa el cuerpo del soñador) se relaciona con la cabeza. El símbolo de la canaleta apareció acertadamente en mis sueños porque la parte horizontal de las canaletas en las casas se encuentra con mayor frecuencia en la unión entre el techo y las paredes y se relacionan con el flujo correcto de agua (simbólicamente la vida, la sangre en el cuerpo humano).

En cuanto a la curación o mejora de los problemas de circulación de la sangre, pueden aparecer en los sueños en forma de una fuente seca que se vuelve a la vida. O podemos ver el agua del río que estaba sucia y estancada moviéndose de nuevo y llevándose sus escombros y deshaciéndose de ellos depositándolos en la orilla donde hay gente que viene a retirarlos. Las aguas una vez sucias y turbias de nuestros sueños pasados pueden volverse claras y cristalinas nuevamente. Después de haber logrado encontrar la solución a mi problema, una vez sanada había soñado que tenía la suerte de llevar un gran árbol en mi espalda que me permitía avanzar mucho más cómodamente y con más fuerza en mi vida. El gran árbol en mi espalda es a la vez el símbolo de la circulación de la vida entre la tierra y el cielo y de una columna vertebral en funcionamiento. Para los que podrían ser afectados por este problema del atlas movido, explico en mi libro: *Estrategias para dormir mejor y volver a tener un descanso ideal,* como logré volver a poner el mío en la posición correcta gracias al invento de René Shümperli.

Los sueños son muy útiles no sólo de forma preventiva para evitar el brote de una enfermedad, sino también para seguir los efectos de los remedios, los resultados de nuestros esfuerzos y los de nuestros médicos para restaurar nuestra buena salud tanto como sea posible.

Poder seguir a través de los sueños el efecto de los tratamientos realizados podría ser muy útil en el caso de enfermedades graves como el cáncer para adaptar mejor estos tratamientos caso por caso.

7) Ejemplos de sueños que anuncian la activación de cánceres

Aunque no soy médico, las circunstancias hicieron que en un momento de mi vida encontré a muchas personas con cáncer, lo que me permitió investigar los sueños que anuncian esta enfermedad.

En algún momento de mi vida descubrí los beneficios del Kombucha. Es una bebida fermentada que se obtiene poniendo en un recipiente una cepa de kombucha y una infusión dulce de té o plantas. El kombucha es un tipo especial de hongo que parece una crepa grande y tiene la particularidad de reproducirse muy rápidamente. Después de aproximadamente una semana, en un clima cálido, el kombucha original produce kombucha bebé. Así que tienes que encontrar a quién dársela o te invadirán rápidamente los nuevos kombuchas, que es mucho mejor que tirarlos. Gracias a Internet, pude hacer circular mis kombuchas, que muy rápidamente encontraron personas que estaban felices de recibirlos. Casi todas eran cancerosas y estaban investigando activamente estas cepas porque creían que esta bebida podría ayudar en su curación.

Antes de eso, nunca había conocido a tantas personas con cáncer a la vez. Aproveché la oportunidad para hacer mi investigación sobre sus sueños y pude observar que los cánceres muy a menudo se anuncian por sueños repetitivos de insectos que proliferan. Evidentemente, no todos los sueños de proliferación de insectos son sistemáticamente sueños que anuncian esta patología. Y hay cánceres que se anuncian por otro tipo de sueños. Por ejemplo, una persona me dijo que antes de la aparición de su cáncer había estado marcada por sueños repetitivos de grupos de personajes perturbadores golpeando las baldosas de su casa.

¡Atención! Muy bien podemos soñar con una proliferación de insectos porque efectivamente hay insectos que proliferan en la habitación donde dormimos y cuya presencia hemos sentido subconscientemente. También pueden ser ácaros en la cama, o moho en la madera de la cama o en la habitación.

En el momento de mi investigación personal, había pensado desde el principio que lo más probable es que el cuerpo y el subconsciente estuvieran usando imágenes de multiplicación de insectos para simbolizar la multiplicación desenfrenada de células cancerosas. Más tarde, me enteré del trabajo de la doctora estadounidense Hulda Clark, quien destacó la importante presencia de parásitos en el cuerpo de los pacientes con cáncer. Hulda Clark afirmó haber ayudado a muchos pacientes a recuperarse del cáncer desparasitándolos con hierbas y un dispositivo eléctrico de su invención.

Puedes leer sus libros que no tendrás problemas para encontrar en Internet escribiendo su nombre. También encontrarás una referencia en la bibliografía. Su investigación no fue bien recibida por la comunidad médica que la consideraba una charlatana. Por lo tanto, huyó a México donde continuó sus actividades y sus investigaciones durante muchos años. Ella ya no es de este mundo, pero sus libros siguen ahí para ayudarnos. ¿Tenía razón al afirmar que todos los cánceres se deben a la presencia de parásitos y metales pesados en el cuerpo? ¿Era realmente una charlatana que se aprovechaba de la miseria humana para ganar dinero?

No soy médico y no decidiré estas respuestas. Pero por mi parte, creo que ciertamente hay gran parte de verdad en lo que dice, porque los parásitos al perturbar el organismo provocan desequilibrios que abren brechas con todo tipo de enfermedades y en consecuencia también con cánceres.

Hulda Clarck enseña protocolos de desparasitación con plantas en sus libros. Nuestros antepasados se desparasitaban periódicamente y al menos una vez al año en primavera, pero en muchos países hemos perdido esta buena costumbre. Si observaste tus sueños, podrías ver por ti mismo cuánto se perturba el funcionamiento del cuerpo cuando está parasitado. Es de sentido común deshacerse de los parásitos regularmente como lo hicieron nuestros antepasados. Y, en mi opinión, es una estupidez pensar que solo nuestros gatos, perros, caballos y niños pequeños pueden estar infestados de parásitos. No olvidemos que con la globalización, los virus y los parásitos no dudan en viajar por todo el mundo.

Hulda Clarck también había inventado un aparato eléctrico (que llamó el zapper) para detectar y eliminar parásitos; pero contrariamente a lo que sugieren ciertos sitios de Internet que venden carísimos aparatos de este tipo, ella había dejado claro en sus publicaciones que el zapper no puede matar a los parásitos de nuestro sistema digestivo que están allí protegidos de las descargas eléctricas del zapper, que se supone debe aniquilarlos. Cierro aquí la digresión sobre Hulda Clark para volver a los sueños que presagian el cáncer.

Algunos cánceres también son anunciados por sueños que son bastante diferentes de los que escuché cuando hice mi investigación. En inglés, no tendrás problemas para encontrar testimonios de personas que fueron advertidas por sueños muy claros de que tenían cáncer.

Por ejemplo, Kathleen O'Keefe-Kanosos testifica en su libro: *Surviving Cancerland*, publicado en 2004, que debe su supervivencia a los sueños recurrentes que le indicaron sus dos cánceres. Mientras sus sueños la alertaban, las pruebas habituales de detección de cáncer no encontraron nada anormal. En sus sueños recurrentes, se encontraba con un monje que le decía: tienes cáncer de mama. Después le hacía poner la mano en el pecho para sentir su presencia y le recomendaba que volviera a consultar a su médico pidiéndole una receta para más análisis a profundidad.

Más tarde se asoció con el Dr. Larry Burk y otros dos para escribir un libro que presenta los sueños proféticos (y sus interpretaciones) de personas con cáncer y otras enfermedades. Entre estos sueños, también hay un ejemplo de sueños de parásitos. Encontrarás las referencias de este libro en la bibliografía.

El planteamiento de estos autores es bastante útil e interesante porque demuestra que nuestros sueños están ahí para ayudarnos, que a veces pueden salvarnos gracias a la información que nos traen. Pero, no esperes a tener "sueños serios", adopta la rutina de observar tus sueños y podrás evitarlos haciendo todo lo que esté a tu alcance para recuperarte tan pronto como aparezcan los primeros signos de desequilibrios corporales, parásitos o infecciones en tu cuerpo.

Con razón, el cáncer da miedo, y este miedo es tan amplificado por los medios de comunicación que algunas personas sueñan regularmente con el cáncer porque están bajo la influencia de lo que han leído o escuchado. Por lo tanto, no es porque una persona sueñe que tiene cáncer que necesariamente desarrollará uno en la realidad. Hay que tener en cuenta todas las variables que produjeron este sueño de cáncer. A menudo

---

sucede en estos días que las personas que se han acostado bajo estrés sueñan que tienen cáncer y se van a morir. Los sueños que tenemos cuando nos acostamos estresados casi nunca son sueños confiables, no nos guían. Cuando estamos estresados, los sueños tienden a relacionarse con lo que más tememos. Te daré un ejemplo para explicar este fenómeno.

Una joven madre me consultó una vez sobre sus pesadillas en las que veía morir a sus dos hijos pequeños y que la hacían despertar presa del pánico. Después de algunas preguntas, supe que había tenido un ascenso en su trabajo y que estaba muy estresada porque tenía miedo de no estar a la altura de sus nuevas responsabilidades. Su estrés se había centrado en aquellos que más le importaban: sus hijos y había desencadenado lo que más temía: sus muertes.

En otro registro, es muy común que el estrés de los comerciantes les provoque sueños en los que saquean o roban su tienda. Los avaros que se acuestan estresados a menudo sueñan que les roban su dinero. Los ejemplos son infinitos y en el caso de los falsos sueños de cáncer causados por el estrés, lo importante es que probablemente el soñador está muy apegado a la vida y terriblemente asustado de la muerte, y/o que ha absorbido muy bien los temores transmitidos por los medios de comunicación acerca de esta enfermedad. Es con la experiencia personal adquirida a través de un trabajo de observación de tus sueños que podrás determinar cuáles son los sueños que te guían para mantenerte en buena salud y cuáles son los que son falsos sueños de enfermedades provocadas por el estrés u otras causas.

Respecto a los sueños que anuncian cánceres, sin duda sería muy interesante poder recopilar los sueños de personas cancerosas. También podríamos agregar sus sueños de monitorear el efecto de las terapias contra el cáncer y sus sueños de curarse. Pero, ¿No sería aún más interesante que cada persona aprendiera a prestar atención a sus sueños desde temprana edad y cuando goza de buena salud en lugar de esperar a tener sueños destinados a alimentar una posible base de datos de sueños de cáncer?

Al prestar atención a nuestros sueños desde una edad temprana, nos brindamos la mejor manera de observar la diferencia entre nuestros sueños normales, es decir, los que tenemos cuando estamos sanos, y nuestros sueños enfermos, que anuncian la formación continua de estados morbosos. En mi opinión, los sueños que anuncian cánceres muy probablemente son precedidos mucho tiempo atrás por otros sueños que señalaban al soñador que un desorden se estaba apoderando de su cuerpo y/o de su psiquis. No puedo enfatizar esto lo suficiente: sería aún mejor poder actuar al comienzo del deterioro del equilibrio corporal y/o psicológico en lugar de esperar a que lleguen enfermedades espantosas que ponen en peligro nuestras vidas. Todavía es necesario saber cuál debería ser la normalidad con respecto a la vida onírica. Ahora les diré algunas palabras al respecto.

Los científicos comúnmente creen que la capacidad de soñar disminuye con la edad. Sin embargo, he encontrado que la capacidad de soñar no disminuye con la edad, sino con el deterioro de la salud que a veces no está relacionado con la edad. También observé que la buena salud del sistema digestivo es fundamental para poder recordar nuestros sueños. Además, en aquellos que se mantienen en forma hasta una edad avanzada, he podido observar a veces que en lugar de disminuir, esta facultad puede desarrollarse. Este es especialmente el caso de los chamanes y yoguis. Pero en Europa son extremadamente raros entre nosotros, estos ancianos que aún nos cuentan sus sueños en lugar de contarnos sus enfermedades y sus sufrimientos. Por ello, sólo podemos observar que es el sueño normal en sujetos o en personas aún jóvenes (que no consuman drogas, alcohol, etc.), en buen estado de salud física y psíquica; que duermen lo suficiente y no pasan todo el tiempo tragando todo tipo de información heterogénea sin siquiera tomarse un tiempo para digerirla.

Estas personas duermen bien y profundamente, se levantan sin dificultad y casi siempre recuerdan bien algunos sueños. Estos son coloridos, llenos de vida y de acción y en su mayoría agradables. Proyectan los soñadores hacia su futuro, que ayudan a moldear. La facultad de soñar, como las demás facultades del ser humano, puede desarrollarse cualquiera que sea nuestra edad en lugar de disminuir siempre que se haga un esfuerzo por mantener los medios corporales para seguir soñando.

Por lo tanto, es normal despertarse fácilmente, en forma y de buen humor; soñar cada noche y recordar varios sueños. Estos deben ser vivos y coloridos, ofrecer soluciones a los problemas actuales del soñador, digerir y clasificar información del día anterior, mostrar lo que está sucediendo en el cuerpo y proyectarse hacia el futuro del soñador. Por ejemplo, cuando una persona está por salir de viaje, sus sueños deben proyectarla en ese viaje. Esto es normal. Cuando cada mañana empezamos a despertar cansados sin recordar ninguno de nuestros sueños, ya es señal de baja vitalidad la mayor parte del tiempo. A partir de ahí, en lugar de drogarnos con té o café para ponernos en marcha, será mejor ayudar al cuerpo a recuperar el equilibrio. En esta etapa, la simple eliminación de las toxinas acumuladas muchas veces puede ser suficiente para recuperar nuestro entusiasmo matutino y el recuerdo de nuestros sueños. ¡No esperemos!

Me gustaría aclarar antes de terminar con este tema que si aún eres joven, pero no estás soñando, esto puede no ser un indicio de enfermedad. Es posible que no estés durmiendo lo suficiente. Así que eso no significa que tengas mala salud en este momento, solo que podrías aumentar tu vitalidad y tu longevidad, y mantener tu juventud y tu buena salud por mucho más tiempo si tan solo durmieras un poco más y/o un poco mejor.

Tenga en cuenta: todos los ejemplos citados, aunque sean sueños típicos que anuncian ciertos problemas de salud, no siempre funcionan para todos los soñadores. Cada persona es diferente. Se necesita trabajo personal para entender tus sueños con precisión y aprovechar el proceso onírico para comunicarte con tu cuerpo y manejar mejor tu salud. Es también gracias a este trabajo personal que no te asustarás de ciertos sueños que pueden hacerte pensar erróneamente que se avecinan serios problemas de salud.

8) Ejemplos de sueños típicos que parecen anunciar serios problemas de salud, pero que en realidad se relacionan con otra cosa

A través de mis consultas he podido observar que las mujeres en edad fértil tienen un sueño recurrente muy típico en el que pierden todos los dientes, que se les caen como papilla. Estos sueños ocurren cada mes un poco antes de su período y afortunadamente solo anuncian la ocurrencia normal de su período. Entonces, ¡realmente no hay nada de qué preocuparse! Evidentemente los sueños de pérdida de dientes pueden tener otros significados. Publiqué un video en mi canal de YouTube[1] dedicado a este tema en el que explico, entre otras cosas, que también podemos soñar que perdemos todos los dientes cuando estamos estresados y que apretamos los dientes durmiendo. Es simplemente la sensación física de presión sobre los dientes que se envía al cerebro que a veces fabrica sueños angustiosos de pérdida de dientes. Casi todos tenemos en la memoria, miedo al dentista que también puede ser ancestral. Esta memoria tiende a reactivarse cuando el cuerpo transmite información al cerebro sobre lo que sucede

---

[1] https://www.youtube.com/@elsignificadodetussuenos

47

en los dientes. Pero, en materia dental, ¡mantengamos los pies en la tierra! Realmente es muy raro perder todos los dientes a la vez, ¡Es realmente un sueño, o más bien una pesadilla! Y si los sueños son causados por infecciones de las encías, en esta etapa todavía hay mucho tiempo para ir a checar y tomar las medidas necesarias para limpiar la boca y el cuerpo.

Por otro lado, toma muy en serio los sueños que tienes cuando estás muy tranquilo, y que te indican un problema con un diente en particular, haz que tu dentista revise ese diente. Soy como tú, y tampoco me gusta tener dolores de muelas y tener que ir al dentista. A través de mi trabajo sobre las conexiones entre mis sueños y mi realidad, he aprendido a distinguir los problemas dentales reales de los falsos. Pero me gustaría aclarar que no todo lo onírico es 100% fiable, porque siempre puede haber malas interpretaciones, interferencias o periodos de nuestra vida en los que el cansancio o el exceso de trabajo nos impiden soñar bien y recordar bien nuestros sueños. Entonces, aunque hago un gran uso de mis habilidades de sueño cuando se trata de problemas dentales, también hago que los dentistas revisen mis dientes con regularidad. En mi caso, cuando tengo un problema real con un diente, la mayoría de las veces sueño que es mi hermano mayor el que tiene este problema y que su mujer le aconseja que vaya al dentista para que le revisen ese mismo diente precisamente. Evidentemente, todavía no he desarrollado la capacidad de aceptar ver problemas dentales en proceso de formación, por lo que mis sueños por el momento se ven obligados a recurrir a trucos para comunicarme esta información.

He aquí ahora un ejemplo de un sueño que aparentemente anuncia un terrible problema de la vista, pero que en realidad se relaciona con un fenómeno onírico que puede ocurrir en ciertas circunstancias particulares. Este es un sueño en el que el soñador normalmente se mueve por el escenario de su sueño. Actúa y se mueve sin problemas, pero no distingue nada más que una vaga luz, lo que lo molesta. Si se da cuenta de ello en el sueño mismo, de repente se despierta sobresaltado, preso de una terrible angustia de haberse quedado ciego y se tranquiliza inmediatamente al notar que ve normalmente. Sin embargo, este tipo de sueño se produce o bien por la mañana, cuando estamos durmiendo y ya es de día en la habitación, o bien por la noche si nos hemos quedado dormidos con la lámpara encendida, o también durante la siesta en una habitación muy luminosa con luz de día. Cuanto más luminosa sea la habitación, cuanto más finos sean nuestros párpados, más posibilidades tiene este sueño de que suceda. Afortunadamente, no indica un problema de la vista y simplemente se debe a que a veces en el estado de sueño el cerebro permanece consciente de las percepciones de los ojos del cuerpo físico que perciben la luz a través de los párpados incluso cuando los ojos están cerrados. Estas sensaciones corporales se mezclan con los sueños, creando así sueños en los que ya no podemos ver con claridad, solo vemos una vaga luminosidad. Bajo tales circunstancias, en última instancia, solo vemos en nuestros sueños lo que podemos ver a través de los párpados cerrados en la realidad.

He aquí otro ejemplo de un sueño que parece anunciar un problema en las piernas, pero que es causado por algo que nada tiene que ver con el cuerpo del soñador. Este es un ejemplo personal. Había soñado varias veces que me cortaban las piernas, o que veía una figura como un fantasma con las piernas cortadas, pero que aún se movía. Gracias a mis anotaciones pude comprender que estos sueños se disparaban cada vez que compraba una lechuga. Pero, ¿Cuál es la conexión entre mis sueños de piernas cortadas y una lechuga? En ese momento vivía en un estudio y tuve la idea de dejar las lechugas en un tazón con agua en el fondo en lugar de ponerlas en el refrigerador. Pensé que las lechugas parecían grandes rosas verdes y las encontré muy decorativas. Sí, pero las plantas también tienen almas y cuerpos oníricos que pueden interferir con nuestros sueños si están cerca de nosotros cuando dormimos. Las lechugas aparecieron como figuras sin piernas porque fueron cortadas desde sus raíces. Tenga en cuenta que en los sueños podemos ser tanto el observador como lo observado. En otras palabras, la lechuga era externa a mí, pero al mismo tiempo yo era ella y captaba su sensación de no tener más raíces, lo que se traducía en sueños en que a mí me cortaban las piernas y eso parecía anunciar un grave problema de salud. Afortunadamente, todo lo que tuve que hacer fue cambiar este hábito decorativo para solucionar este problema. Podemos percibir, particularmente a través de esta experiencia, cuán necesario es hacer un trabajo personal de observación de nuestros sueños para poder comprender plenamente sus mensajes. También podemos encontrar que cuando dormimos somos mucho más sensibles a nuestro entorno, particularmente plantas, animales y cristales, pero también a las perturbaciones energéticas que pueden existir en la habitación en la que estamos durmiendo.

El funcionamiento del ser humano es increíblemente complejo. No me canso de observar tanto como puedo y asombrarme por lo que sucede en mi propio cuerpo en el cruce del sueño y la realidad. Es esta diligencia la que me ha permitido desarrollar una comunicación efectiva con mi cuerpo mucho más que la mayoría de mis contemporáneos occidentales. Puedes hacer lo mismo, no es complicado. Con sólo observar las conexiones entre tus sueños y tu realidad, tú también puedes aprender a detectar la forma única y particular que usa tu propio cuerpo para tratar de comunicarse con tu mente consciente. Somos todos diferentes y, por lo tanto, los sueños que contienen información relacionada con nuestra salud pueden ser bastante diferentes incluso para el mismo problema de salud. A pesar de todo, todos tenemos cuerpos construidos sobre un mismo patrón y compartimos muchos símbolos, particularmente los relacionados con la representación del interior de nuestro cuerpo. Tener una visión general de estas representaciones comunes puede ahorrarle tiempo para aprender a comprender mejor sus propios sueños. Ahora te invito a un viaje increíble dentro del cuerpo humano.

Capítulo 2: Representaciones oníricas simbólicas del interior del cuerpo humano

Gracias a las tecnologías de imágenes médicas que hemos desarrollado, ahora podemos sondear el interior del cuerpo humano. Este es un avance importante, pero aún queda mucho por hacer para mejorarlas y aún no igualan el talento de chamanes, soñadores experimentados y algunas personas en estado de hipnosis para detectar con gran precisión lo que anda mal dentro de sí mismos o de los cuerpos de otras personas. Además, algunas técnicas de imagen médica, que suelen ser costosas y/o invasivas, solo se utilizan para casos graves. Esto hace que las personas dependan de las prescripciones de sus médicos, cuando ellas mismas podrían aprender a ver el interior de sus cuerpos cuando sea más oportuno y no cuando la enfermedad ya esté bien establecida. Encontrarás interesantes testimonios de estas asombrosas capacidades en los libros de Puységur sobre hipnosis y también en los informes de las consultas que el norteamericano Edgard Cayce realizaba en estado de hipnosis. Tenía un talento fuera de lo común para diagnosticar la causa de los problemas de salud de los consultores y explicarles cómo y con qué remedios podían curarse. Pero, ¡Desafortunadamente!, ya no es de este mundo.

En cuanto a ti, ¿Es necesario para ver dentro de tu cuerpo que desarrolles talentos especiales o que te pongas en estado de hipnosis? La respuesta es no. ¿Esto quizás te sorprenda? Por lo tanto, todos estamos acostumbrados a visitar regularmente el interior de nuestro cuerpo en los sueños. No sabemos nada al respecto conscientemente, porque la mayoría de las veces nuestra conciencia cuando lo recuerda, lo hace a través de sueños simbólicos bastante ordinarios cuya importancia no es obvia. Si observaste tus sueños y cómo se relacionan con tu realidad durante algún tiempo, podrías darte cuenta de que tú también estás visitando habitualmente el mundo extraordinario que se encuentra dentro de tu cuerpo. Lo que observas allí mientras duermes puede transmitirse a la mente consciente en forma de sueños simbólicos o sueños muy específicos que funcionan como un escaneo de tu cuerpo. Para soñar muy precisamente con el estado interno del cuerpo, es necesario tener un poco de entrenamiento y ponerse en ciertas condiciones. Por otro lado, los sueños simbólicos que te muestran espontáneamente el interior de tu cuerpo se encuentran entre los sueños ordinarios muy comunes. Estos son los sueños que más me cuentan personas que normalmente no prestan atención a sus sueños, a su cuerpo, a su salud...

Estas personas a menudo se sorprenden al conocer el significado de algunos de sus asombrosos sueños que representan con detalles más que realistas de ciudades enteras, sus calles, sus edificios, sus habitantes y, a veces, incluso sus casas abandonadas.

Todas estas imágenes oníricas a menudo representan simbólicamente el interior del cuerpo, que es un mundo por derecho propio. A veces se libran guerras despiadadas en estos pueblos o paisajes, y personajes corpulentos que en realidad no parecen malos matan a mucha gente. Todo ello sin escrúpulos, mientras el soñador asiste a esta escena como espectador impasible o presa del pavor. Este tipo de sueño a menudo simplemente es provocado por el sistema inmunológico del soñador que se activa y se deshace de los intrusos en grandes cantidades. El soñador habrá sudado entonces un poco más de lo normal durante la noche, pero por la mañana se despertará mucho mejor que el día anterior. Si tuvo el inicio de la gripe, se habrá ido, porque su sistema inmunológico hizo bien su trabajo mientras dormía. Por lo tanto, no hay necesidad de sentirse horrorizado y/o culpable si nosotros, como el personaje principal, hacemos regularmente este tipo de asesinatos en nuestros sueños. En cambio, sería mejor tratar de comprender lo que sucede dentro de nosotros mismos: ¿Qué hay en nuestra forma de vida que provoca estas guerras internas? ¿Cómo podemos reformar nuestra higiene de vida para que la paz reine dentro de nosotros mismos? ¿Cómo ayudar a nuestro sistema inmunológico?

Estas ciudades que tantas veces podemos ver y recorrer en nuestros sueños como si fueran reales también nos permiten probar el efecto de medicinas o remedios naturales en nuestro organismo. Este nunca deja de comunicarnos a través de nuestros sueños información sobre como reacciona a nuestro cuidado. Es práctico, como podrás ver a través de los siguientes tres ejemplos: el primero se refiere al seguimiento onírico de los efectos en mi cuerpo de tomar un remedio natural, otro ejemplo se refiere al seguimiento de los efectos de un medicamento alopático en otra persona y el tercer ejemplo se relaciona con el seguimiento de las medidas tomadas por otra persona para restaurar un hábito intestinal que estaba deteriorado.

Seguimiento de los sueños de los efectos de un suplemento dietético natural:

En algún momento de mi vida había oído hablar de los beneficios del silicio orgánico y quería probarlo. Había comenzado a consumirlo, convencida de sus beneficios por lecturas y testimonios. Esperé ansiosamente los efectos positivos. Si no fuera por mis sueños, probablemente habría seguido durante algún tiempo gastando dinero

---

innecesariamente en un producto bastante caro que, como mis sueños me mostraron, me estaba haciendo más mal que bien. En el estado de vigilia, no sentí efectos positivos o negativos al tomar silicio orgánico. Mi cuerpo, en el estado de sueño, había sonado muy rápidamente la alarma y me vi en un sueño en una ciudad cuyas calles estaban bloqueadas en gran parte por montañas de arena blanca. Se había vuelto difícil moverse. Después de haber tenido este mismo sueño varias noches seguidas sin entender su significado, de repente me di cuenta al notarlo que estas montañas de arena que bloqueaban las arterias de mi ciudad soñada (fenómeno onírico al que nunca antes me había enfrentado), eran nada menos que el silicio orgánico que había absorbido. No lo estaba metabolizando y estaba formando depósitos molestos en mi cuerpo, lo que me lo dijo. Sin estos sueños, no me habría dado cuenta de estos efectos y probablemente hubiera seguido tomando silicio orgánico pensando que me estaba haciendo bien cuando en realidad me estaba haciendo daño. Me bastó con dejar de tomarlo, y darle a mi cuerpo un tiempo para limpiarse, para ver desaparecer las montañas de arena blanca que bloqueaban las calles de la ciudad de mis sueños. Siendo el silicio el componente más importante de la arena, en este caso fue muy fácil hacer la conexión entre la toma de silicio y el bloqueo de las calles de la ciudad de mis sueños. Eso no significa que todos los que toman suplementos de silicio orgánico sueñen con ciudades llenas de arena. El silicio puede beneficiar a algunas personas si su cuerpo sabe cómo usarlo. Lo cual no fue mi caso y mi cuerpo me había informado de esta manera.

Ejemplo de un sueño sobre el seguimiento de tomar un medicamento alopático:

Una persona que había iniciado un tratamiento alopático había soñado desde el principio que se encontraba con un gigante y trataba de combatirlo boxeando. Los golpes que le dio no afectaron en nada a este gigante que se reía de ella. En mi opinión, este sueño le indicó que la medicina no era efectiva o que se debía aumentar la dosis. ¡Y sobre todo que no funcionó, que lo que se había tomado era una broma!

Ejemplo de sueño relativo al seguimiento de las medidas adoptadas para restablecer el tránsito intestinal:

Después de sufrir problemas intestinales durante mucho tiempo, una persona probó diferentes enfoques para mejorar su evacuación intestinal. Entendió, gracias a sus sueños, lo que mejor le funcionaba. Aquí está su sueño de seguimiento y también de sanación cuyo mensaje fácilmente podría escapar a la mayoría de los soñadores que no sabrían interpretarlo. De hecho, la persona solo había soñado que estaba en una gran sala en la que las redes de cintas transportadoras transportaban mercancías. Todo iba bien, la persona solo estaba viendo esta escena y este sueño fue muy breve. Las cintas de correr simbolizaban sus intestinos y por sus movimientos, la restauración del peristaltismo (el movimiento natural de los intestinos) y por lo tanto la restauración del buen tránsito intestinal. Si tú también tienes problemas de tránsito intestinal, te aconsejo leer el libro de Laure Goldbright, *Testimonio sobre los Beneficios de la Higiene Intestinal*.

Percibimos, a través de estos ejemplos, cuán útiles pueden sernos los sueños para probar el verdadero efecto de los remedios que tomamos. Tu cuerpo siempre te dirá la verdad sobre el efecto de las sustancias que ingieres, él no se deja influenciar por la publicidad, las creencias sobre las virtudes de los remedios naturales y los anuncios de las compañías farmacéuticas sobre medicamentos.

También puedes probar observando tus sueños el efecto que tienen sobre ti los alimentos que se sabe que son buenos para la salud. Ilustraré esto con otro ejemplo personal. Es comúnmente aceptado que beber jugo de naranja es bueno para la salud. Esto puede ser cierto para algunas personas, pero en cualquier caso no para mi cuerpo y lo sé gracias a mis sueños que me indicaban cuando lo bebía pensando que me estaba haciendo bien, que en realidad había bebido el ácido. Me encanta el olor y el sabor del jugo de naranja, pero rápidamente me di cuenta de que este jugo no es bueno para mí y que perturba mucho mi sistema digestivo.

Durante mis largos años de investigación sobre el funcionamiento del cuerpo humano en el cruce del sueño y la realidad, me divertí haciendo muchos experimentos. Por ejemplo, probé todo tipo de productos naturales y también el efecto de la comida en el cuerpo utilizando el estado de sueño cuando no podía sentir directamente su efecto en el estado de vigilia. A lo largo de los años, he desarrollado una comunicación consciente cada vez más eficiente con mi cuerpo que me permite sentir muchas más cosas directamente en estando despierta. Puedes hacer lo mismo.

Incluso si en el estado de vigilia tienes muy poca conciencia de lo que sucede en tu cuerpo, tus sueños pueden ayudarte a cerrar esta brecha de comunicación entre tu mente consciente y tu cuerpo. Esta es una de las funciones más útiles de los llamados sueños ordinarios y está al alcance de todos. También puedes probar en tus sueños el efecto de plantas medicinales, o de medicinas homeopáticas y sus diferentes diluciones. No necesitas ningún talento especial para esto, solo necesitas dormir, soñar y prestar atención a tus sueños. Entonces

---

aprenderás gradualmente a conocer bien tu mundo onírico y podrás reconocer entre tus sueños aquellos que se relacionan con tu salud.

Verás, por ejemplo, que tu cuerpo a menudo se representa simplemente por una casa o un departamento. En tus sueños visitas una casa o un apartamento que puede ser donde vives en la realidad en el momento del sueño o diferentes viviendas o departamentos en donde viviste antes. En esta clase de sueños inspeccionas el lugar con mucha calma y ves los problemas si los hay, a veces encuentras que todo está bien, todo está en orden. Estos son sueños muy comunes que se relacionan con el estado del cuerpo físico (y a veces también con el estado de la psique). Así es más o menos como se ve.

Ejemplos: En las casas reales al igual que en las casas de nuestros sueños, hay paredes. Su condición nos informará sobre algunos problemas de salud en preparación. (Pero cuidado, sucede que visitamos en sueños, durante un viaje astral, casas reales, en este caso, los problemas que se manifiestan en la casa visitada en el sueño no se relacionan con el cuerpo del soñador.) Manchas de humedad en la parte superior de las paredes o en el techo indicarán problemas en la parte superior del cuerpo relacionados con demasiada humedad (por ejemplo: demasiada humedad que crea una infección en los pulmones). Paredes sucias, cubiertas de hongos, con tapices en muy mal estado, pueden relacionarse con el estado de las paredes intestinales. Aparecerán con frecuencia en personas que padezcan candidiasis intestinal y/o colon congestionado.

El estado de los inodoros del alojamiento de nuestros sueños nos hablará de nuestro tránsito intestinal. Los baños están limpios y funcionan perfectamente: todo está bien. Si están sucios, rotos, etc., hay un problema en formación, que es mejor que solucionemos rápidamente. Si están limpios, pero llenos hasta el borde de agua clara, a menudo es simplemente que mientras duermes tu cuerpo te está indicando que necesitas vaciar tu vejiga.

El cuarto de baño, con su bañera (tina), su lavabo (cuya forma se asemeja a los oídos) y a veces su lavadora, y su WC te darán muchas indicaciones sobre el estado de salud de tus riñones, tus oídos y tu vejiga, del estado de limpieza de tus fluidos corporales (sangre y linfa) y del estado de tus intestinos como hemos visto para el WC. ¿Cómo obtendrás estas indicaciones?

- Verás problemas de presión en las tuberías de agua;

- Verás agua limpia o sucia fluyendo normalmente o no en lavabos y bañeras;

- Verás, por ejemplo, albercas en forma de frijoles (que parecen riñones) que se desbordan;

- A menudo, las lavadoras obstruidas pueden ser signos de la aparición de sordera (todavía reversible);

- Verás pérdidas de agua en el baño, lo que muy a menudo corresponde a una pérdida de energía del soñador. Pero los sueños también pueden informarte sobre fugas de agua reales en tu hogar. Si tengo este tipo de sueño, primero empiezo por verificar si hay una fuga en mi vivienda real antes de investigar los posibles significados de este tipo de sueño.

- La falta de agua que verás en las cañerías, las bañeras, puede relacionarse con un problema de sequedad en el cuerpo, de deshidratación.

Aunque aún no hayas realizado un trabajo de desciframiento personal, es bastante fácil comprender el significado de los sueños de casas que representan el cuerpo, ya que existen correspondencias bastante lógicas entre las funciones de los órganos del cuerpo humano y las diferentes estancias de una casa. El desván y el techo se relacionan con la cabeza; la cocina al estómago, el baño a los riñones y la vejiga, los sistemas de circulación y drenaje de la casa, al sistema circulatorio, la electricidad al sistema nervioso, el inodoro a los intestinos, el sótano a los problemas hereditarios, las lavadoras a todo lo que en el cuerpo contribuye a la limpieza.

Respecto a la cocina de la casa, si vemos en sueño que hay problemas para cocinar los alimentos, es a menudo porque falta la energía, el fuego de la digestión. Veremos entonces aparecer en nuestros sueños cocinas de gas que no funcionan o apenas funcionan (las llamas son por ejemplo demasiado débiles, tres de cada cuatro quemadores ya no funcionan), a veces no hay más gas, o las placas de cocción eléctricas ya no se encienden. Si la cocina está sucia, llena de basura, esto indica que el cuerpo necesita tomar un descanso para poder limpiarse. Las placas eléctricas defectuosas también pueden indicar un problema con los impulsos nerviosos.

Muy a menudo, el sistema nervioso estará representado por todo lo que se relaciona con la electricidad y/o funciona con electricidad en la casa o apartamento: cables eléctricos, pero también interruptores, lámparas, iluminación, ciertos electrodomésticos. Los cortocircuitos, los cables quemados, las chispas en los enchufes eléctricos, los interruptores que ya no funcionan, las lámparas que se han quemado son todos signos de disfunción nerviosa que aparecen en los sueños mucho antes de que experimentemos molestias nerviosas en la realidad:

Las computadoras ahora también han entrado en los sueños para informarnos de algunos problemas. Pueden relacionarse, según el contexto de la vida real del soñador, con problemas psicológicos o con los sentidos del soñador: vista y oído. Pero, también pueden denunciarle un intento de fraude o piratería cuando la pantalla del ordenador en sueños se vuelve, por ejemplo, negra como la del cielo antes de una gran tormenta. Mientras que para las personas que trabajan de forma remota gracias a su computadora, esta les dará indicaciones sobre su carrera. Las interpretaciones de los problemas de la computadora, el teléfono y la tableta que ocurren en los sueños variarán mucho según los contextos de la vida real de los soñadores.

Al observar tus sueños, también puedes encontrar que las casas de los sueños todavía pueden representar simbólicamente la psique del soñador. La bodega o el sótano se relacionan con su pasado, con sus emociones enterradas, con los problemas de la primera infancia. Cada piso de la casa y la forma en que está coloreado puede representar simbólicamente el estado de los diferentes centros de energía del cuerpo humano (los chacras). La sala de estar representa la vida social y familiar del soñador, mientras que el ático y el techo representan su sistema actual de pensamientos y valores. Por ejemplo, soñar con el techo de la casa rompiéndose repentinamente a menudo presagia un cambio drástico en la forma de pensar del soñador (y no un accidente que involucre la cabeza real del soñador o su casa real). Por el contrario, soñar con un desván abarrotado de un montón de cosas viejas cubiertas de polvo y telarañas generalmente nos invita a limpiar nuestras rutinas intelectuales y deshacernos de ciertos viejos patrones que se han vuelto inútiles y que nos impiden tener las ideas claras y seguir adelante.

Los sueños recurrentes de casas abandonadas que van acompañados de sentimientos de tristeza muestran con mayor frecuencia a los soñadores que han perdido el contacto con su alma porque han centrado su existencia demasiado en la vida exterior y sus aspectos materiales. Así se han separado gradualmente de los poderes de su alma y han olvidado quiénes son realmente, qué vinieron a hacer en la tierra y cuáles son sus verdaderas necesidades. El alma finalmente ha dejado la casa, el cuerpo, y por eso su vida parece no tener sentido y a veces se deprimen. Estos temas de casas o ciudades abandonadas son aparentemente tristes, pero sin embargo pueden ser auspiciosos si son considerados como una invitación al soñador a volver a conectarse con su ser interior. Esta comunicación con el ser interior permite estar más vivo y con mejor salud. Cuanto más estamos en contacto con nuestro ser interior, más vida circula dentro de nosotros y esto promueve la buena salud. Adquirir el hábito de escribir tus sueños promoverá esta comunicación con el alma y la circulación energética en tu cuerpo. Evidentemente, si en realidad alguien se ha encontrado realmente en algún momento de su vida en un lugar con casas abandonadas, y un evento disparó este recuerdo durante el estado onírico, la interpretación del tema del sueño de casas abandonadas será muy diferente. Siempre debemos considerar todo el contexto para comprender el mensaje de nuestros sueños.

El interior del cuerpo también puede aparecer en los sueños en forma de paisajes naturales. Si el soñador camina por sitios magníficos, hermosas montañas, ríos de agua clara, bordeados por una vegetación exuberante en la que cantan pájaros magníficos, todo bajo un sol agradable, entonces todo está bien para él. Goza de excelente salud y un buen nivel de vitalidad. Si, por el contrario, el sol está velado, el cielo oscurecido por enormes nubes o humos tóxicos, el mensaje es muy diferente y el soñador haría bien en cuidar su salud física y/o psicológica. Los cielos nublados en los sueños a veces pueden ser un signo revelador de depresión y, a menudo, un signo que anuncia malas noticias o conflictos en la realidad.

Si el soñador está en un bosque donde hay fuegos, esto puede señalarle la presencia de inflamaciones en el cuerpo, o la aparición de un estado febril durante el sueño. El estado febril también puede estar representado por suelos secos y agrietados por falta de agua o por la presencia de plantas marchitas.

En cuanto a los maremotos y terremotos que pueden aparecer en los sueños, a menudo están relacionados con la psique, y en este caso señalan un gran cuestionamiento, una crisis psicológica. Pero también pueden señalar al soñador que vive cerca del mar, o cerca de un volcán eventos reales en formación. Escribí un libro sobre este tema en el que explico cómo utilizar los sueños para ser advertido de los peligros que emanan del entorno, te insto a que lo leas si vives en zonas donde hay estos peligros.

Sin experiencia personal, no siempre es fácil comprender de inmediato el verdadero significado de los sueños en los que aparecen paisajes. Estos sueños pueden tener significados muy diferentes según el contexto. Pueden advertir de peligros relacionados con la naturaleza en la realidad (sueños premonitorios), pueden aparecer simplemente, porque una emoción o una asociación de ideas ha reactivado ciertos recuerdos que se han mezclado con la trama de un sueño. Este fenómeno había sido muy bien observado y estudiado por Hervey de Saint Denys quien escribió un interesante libro que te insto a leer en el que relata las múltiples experiencias que le permitieron observar, entre otras cosas, cómo funciona la memoria humana en el sueño lúcido. (Es decir los sueños en donde sabemos que estamos soñando y en los cuales somos conscientes y podemos usar nuestra voluntad para cambiarlos).[2]

Por último, también podemos ver nuestro cuerpo o el de nuestros seres queridos en forma de animal, por ejemplo, un gato, un perro o un caballo. El estado de salud del gato o del perro representará en este caso simbólicamente el estado de salud del soñador. La condición del pelaje del animal a menudo se relaciona con la energía de nuestro cuerpo. Un gato que aparece con un hermoso pelaje indica que la persona tiene energía en abundancia. Por el contrario, si el pelo es escaso, sin brillo o si hay agujeros en el pelaje que revelan la piel dañada, esto indica una persona con muy poca energía corporal y, por lo tanto, problemas de salud en preparación. ¡Pero no se asuste! En esta etapa, casi siempre queda mucho tiempo para actuar y evitarlos en la realidad.

Aquí termino el resumen de los sueños frecuentes sobre los problemas de salud más comunes. Te invito a que comiences

---

[2] Los Sueños y Como Dirigirlos: Observaciones prácticas

tu propia auto observación onírica para descifrar con precisión tus propios símbolos. Para aquellos que ya están muy enfermos, que necesitan respuestas rápidas a sus problemas de salud, y que ya no tienen tiempo para hacer este trabajo de observar sus sueños, ahora explicaré cómo incubar un sueño terapéutico, es decir, obtener indicaciones en tus sueños que te ayudarán a restaurar tu salud.

Capítulo 3: Las mejores condiciones para inducir sueños terapéuticos

Si eres de esas personas a las que la medicina oficial no puede aportarles ningún alivio, no te desesperes, puedes obtener pistas o soluciones a tu problema pidiendo ayuda a tus sueños que saben mucho más de tu cuerpo que todos los médicos del mundo. Solo hay que saber solicitarlos poniéndote en las mejores condiciones para soñar. Incluso si no has soñado durante mucho tiempo, poniéndote en las mejores condiciones, te darás la mejor oportunidad de tener sueños significativos que te puedan ayudar. Es la motivación lo que más cuenta, pero a veces no es suficiente y hay que tener en cuenta el lugar en donde duermes, el estado de tu sistema digestivo, el modo en el que te despiertas. También hay una manera de hacer preguntas y las preguntas deben hacerse de una cierta manera.

1) Como hacer correctamente tus preguntas

Para solicitar tus sueños, es apropiado hacer tu pregunta o dar una orden, justo antes de dormirte y mantener esto en tus pensamientos hasta el último momento. Esta técnica simple es muy efectiva y casi siempre recibirás una respuesta a tu pregunta. Esta respuesta puede llegar a través de un sueño claro o simbólico, o en tu vida real a través de un encuentro, un libro, un artículo, una intuición que te traerá la solución. La respuesta puede venir en un sueño la misma noche, o más tarde. Si tienes la firme convicción de que obtendrás la respuesta a tus preguntas de esta manera, esta técnica será mucho más efectiva.

Ejemplos:

- Digo antes de dormirme: quiero ver que pasa dentro de mi estómago, me imagino mirando dentro de mi estómago.

- ¿Qué debo hacer para curarme el pie? Y me imagino caminando normalmente.

Puedes imaginar todo tipo de preguntas siempre y cuando se formulen de manera positiva. Por ejemplo si digo: ¿Qué debo hacer para dejar de tener dolor en el pie? Llamo la atención de mi subconsciente al dolor en el pie en lugar de atraerla a su curación. Y eso realmente no es deseable. Vi en los foros durante la crisis del coronavirus que la gente en oración pedía: que la enfermedad se aleje de mí. A veces intervenía para sugerirles que sería mucho más efectivo pedir estar sano y visualizarse así con una sonrisa que centrarse en la enfermedad y el miedo. Además, cuando les pedimos a las enfermedades o a los problemas que se alejan, los enviamos a otra parte, a otras personas. Es mucho más sensato desear y visualizar buena salud para todos.

Piensa cuidadosamente en la pregunta que quieres hacer, la orden que quieres dar, la petición que deseas hacer y desapégate del resultado. Ponte también en las mejores condiciones materiales, psicológicas y corporales para soñar bien.

2) Las mejores condiciones para incubar un sueño terapéutico en casa

a) Ponerse en las mejores condiciones materiales para soñar bien:

Los antiguos templos y también nuestras catedrales se construyeron en sitios cuya energía cosmo telúrica es altamente favorable a la vida humana. Aumenta las vibraciones del ser humano y en ocasiones puede permitirle acceder a otros planos de conciencia. Los templos más antiguos de Esculapio a los que acudían los peregrinos a incubar sueños terapéuticos no escapaban a esta regla. Es una pena que ya no existan lugares de este tipo abiertos al público y que además tanta gente viva hoy en día en viviendas de hormigón que forman como jaulas de Faraday que les aíslan de los flujos cosmo telúricos. Afortunadamente, no es imposible soñar en estos alojamientos, pero realmente no son propicios para soñar. Si vives en este tipo de alojamiento y no puedes mudarte a otro lugar, todavía es posible mejorar un poco el lugar energéticamente llamando a un geobiólogo. Al abrir la ventana, abrirás la jaula de Faraday y ya podrás soñar con menos trabas y facilitar los movimientos de tu cuerpo astral. Evita los espejos grandes y las superficies reflectantes en tu dormitorio, especialmente aquellos que reflejan la luz en la dirección de tu rostro. Si los hay, cúbrelos con tela o papel o retíralos cuando sea posible. Evita todos los aparatos eléctricos cerca de la cama y especialmente de tu cabeza. Los teléfonos, tabletas, televisores y computadoras nunca deben estar en tu habitación cuando duermes.

Tu habitación debe ser lo más saludable posible, límpiala bien, ventílala y luego difunde aceites esenciales relajantes de tu elección, por ejemplo, lavanda o mandarina. Cambia tus sábanas, asegúrate de tener la ropa de cama más cómoda posible. Ropa de cama que contiene metal: el marco de la cama de metal y los resortes de metal en los colchones perturban la energía del cuerpo. Es mejor preferir ropa de cama lo más natural posible, una cama y un colchón libres de elementos metálicos.

Me gustaría hacer una digresión sobre el hecho de que ciertos lugares son tan dañinos para la salud humana que pueden causar trastornos del sueño al principio, y luego, si no se hace nada, problemas de salud graves. Allí dormimos mal, soñamos poco y los sueños que tenemos allí suelen ser horribles pesadillas. Hablo de este tema con más detalle en mi libro: *Estrategias Para Dormir Mejor Y Volver A Tener Un Descanso Ideal*, al que te remito si crees que podrías estar afectado por este problema. Cierro aquí este paréntesis y retomo nuestro tema abordando ahora las mejores condiciones corporales para incubar un sueño terapéutico.

b) <u>Cómo ponerse en las mejores condiciones corporales para incubar un sueño terapéutico:</u>

Es difícil dormir bien y por lo tanto soñar bien cuando nos acostamos después de una buena comida. Comer ligero y mucho antes de acostarte te pondrá en mejores condiciones corporales para tener un sueño terapéutico. Si puedes ayuna. El ayuno nos permite tener sueños muy claros la mayor parte del tiempo y ver claramente dentro de nuestros órganos. Si no estás en condiciones de hacerlo, en vez de ayunar sáltate la cena, y si no puedes saltarte la cena, aligera todo lo que puedas.

Los estimulantes como el té, el café, el alcohol son

perjudiciales para el sueño y también para los sueños. Si no puedes quitártelos, tómalos solo por la mañana y abstente el resto del día. Terminas tu día con un té de hierbas relajante de buena calidad, por ejemplo, lavanda, manzanilla, tila. También puedes masajear tu vientre con un aceite esencial diluido o puro. Me gusta usar aceite esencial de lavanda, me relaja profundamente y su olor me resulta muy agradable. Para estar lo más relajado posible, puedes ayudarte de homeopatía, acupuntura, tisanas o si tu estado de salud te lo permite, actividades deportivas que te permitan desahogarte, baile, yoga, y también respiraciones profundas, etc.

Si estás en condiciones de poder practicar deportes al aire libre, haz ejercicio cardiovascular que hará que tu sangre circule y se oxigene bien tu cerebro. Cualquier cosa que promueva la microcirculación sanguínea y la oxigenación del cerebro también promoverá los sueños y la memoria. Consulta de acuerdo a tu condición física y con el consejo de tu médico lo que puedes o no tomar. Por mi parte, en determinados momentos, tomo cápsulas de ajo por la mañana acompañadas de té verde descafeinado (basta con dejar unos segundos el té verde en agua caliente para que elimine gran parte de su cafeína). También tengo buenos resultados con la *filipendula ulmaria* una tisana que tomo muy ocasionalmente y cuyos buenos efectos sobre la microcirculación sanguínea pude comprobar tras un accidente en el que me lesioné el pie. Este té de hierbas es el antepasado de la aspirina. Lo tomo con moderación, porque es muy potente. Obviamente, si tomas ciertos medicamentos, consulta a tu médico antes de tomar cualquier remedio para promover la microcirculación sanguínea. Algunos medicamentos que ya estás tomando pueden no ser compatibles incluso con estos remedios naturales.

Ponerse en las mejores condiciones físicas para dormir bien y soñar bien es importante, como lo es ponerse en las mejores condiciones psicológicas para obtener sueños terapéuticos.

Cuanto más tranquilo estés, mejor dormirás y más probabilidades tendrás de tener sueños claros y recordarlos cuando te despiertes. Pero esto no es suficiente, también hay que tener en cuenta que somos receptores, procesadores y transmisores de información. Me explico: si observamos nuestros sueños y sus vínculos con nuestra realidad de una manera determinada y durante un largo tiempo, nos damos cuenta de que constantemente estamos recogiendo información de lugares, personas, plantas, animales que nos rodean inmediatamente. También podemos recoger información de personas que están lejos, pero que están emocionalmente cerca de nosotros. Por ejemplo, las madres sienten vívidamente en sus sueños y a veces incluso en la realidad lo que les está pasando a sus hijos, aunque estén lejos. Realmente no es difícil verificar esto por ti mismo, solo haz un pequeño trabajo de observación personal de tus sueños. Pero, ¿Qué tiene que ver esto con incubar sueños terapéuticos? Es muy sencillo, si en tu campo energético tienes múltiples informaciones de otras personas, se mezclarán con tu información personal y será más difícil tener sueños claros y útiles. No podemos aislarnos por completo de la información que circula a nuestro alrededor, pero sí podemos desahogarnos de gran parte de ella utilizando agua, siendo lo ideal darse un baño. Si esto no es posible, una ducha también servirá. La sauna también es una forma de limpiarse a nivel informativo, siempre que tengas tu propia sauna o puedas usarlo cuando no haya nadie más en ella. El aislamiento por unos días, lo que algunos llaman un retiro espiritual, también permite descargar y clarificar nuestro campo energético y nuestro campo informativo. El aislamiento debe ser total, es decir, debes permanecer solo sin contacto, sin televisión, sin consultar tus correos electrónicos y sin llamar por teléfono todo el tiempo que puedas soportar. Al principio puede ser difícil, pero rápidamente nos acostumbramos a este tipo de ayuno informativo que luego se convierte en una necesidad a medida que vamos sintiendo los beneficios a diferentes niveles:

claridad mental, sueños mucho más claros, más facilidades para resolver los problemas existenciales, reconexión con nuestro ser interior, visión más clara del sentido de nuestra vida, distanciamiento de los condicionamientos sociales y familiares, facilitación de la toma de decisiones importantes, comprensión clara e intuitiva de determinados acontecimientos, conocimiento de la verdad y conciencia de la mentira.

En los antiguos templos de Esculapio, los peregrinos debían purificarse ayunando, realizando abluciones (limpiándose con agua). Eran supervisados por sacerdotes y sacerdotisas que los ponían en las mejores condiciones posibles desde el punto de vista físico y psicológico para obtener sueños terapéuticos. Dio excelentes resultados.

Por lo tanto, lo ideal es desconectarte lo más posible de tus preocupaciones diarias, aislarte, purificarte corporalmente y enfocar tu mente en tu objetivo de sanación. Leer libros sobre curaciones milagrosas, libros sobre sueños o testimonios de sueños terapéuticos puede ayudarte a enfocar tus pensamientos completamente en tu meta. También puedes rezar si eres creyente y por qué no, pedirle al dios Esculapio. Todo esto es parte de las importantes técnicas de incubación de sueños a propósito de la salud, pero se aplica también con la misma eficacia en todas las demás áreas.

3) Las condiciones oníricas de incubación relacionadas con la forma de despertar

De nada te servirá seguir todas las recomendaciones anteriores para la incubación terapéutica de los sueños si no te despiertas de buena manera. Para recordar correctamente tus sueños, tienes que levantarte naturalmente, es decir, sin que suene el despertador. Lo mejor es no tener obligaciones y poder permanecer en la cama todo el tiempo que sea necesario. Obviamente, debes haber dormido bastante tiempo y no estar privado de sueño. Una vez que se hayan cumplido estos requisitos previos, también deberás asegurarte de levantarte en silencio. No saltes repentinamente de la cama. Siéntate primero, luego levántate tranquilamente de la cama, si es necesario. Si no, lo mejor es permanecer sentado en tu cama y hacer algo así como una meditación pasiva que permitirá que la información del sueño aparezca en tu conciencia. Por meditación pasiva, me refiero a que tu cerebro necesita estar en modo receptor, no en modo emisor. No te voy a hablar de los nombres que los científicos han inventado para designar las distintas ondas cerebrales correspondientes a estos estados. Simplemente recuerda que estás en modo transmisor por la mañana, si apenas después de abrir los ojos, y para algunos incluso antes de abrirlos, inmediatamente te proyectas en tus actividades y preocupaciones diarias. Déjalos a un lado y, en su lugar, saca a relucir todas las sensaciones, imágenes y emociones que has acumulado en el estado de sueño. Será mucho más probable que recuerdes tus sueños terapéuticos y, al mismo tiempo, te hará mucho bien. Esta sencilla meditación matutina diaria te permitirá vivir mucho más serenamente el resto de tu día. La forma en que comenzamos y terminamos nuestro día es muy importante cuando se trata de la calidad de nuestra vida.

He aquí para terminar este capítulo un ejemplo de un sueño terapéutico que me gusta mucho citar porque no solo permitió sanar a la persona que lo tuvo, sino que al haber contribuido a cambiar su vida y la de miles de personas más, demuestra el poder de la mente humana y nuestro subconsciente.

El famoso sueño terapéutico de la Señora C. J. Walker (1867-1919)

La Señora Walker es la primera mujer estadounidense negra que se hizo rica por sí misma, es decir, ni por herencia ni por matrimonio. El detonante de su riqueza y destino asombroso fue simplemente un sueño terapéutico. La Señora Walker había sufrido durante mucho tiempo una enfermedad del cuero cabelludo que le hizo perder el cabello. En lugar de simplemente ocultar su problema cubriéndose la cabeza, buscó activamente una solución mientras oraba a Dios por ayuda. Desafortunadamente, todos los productos que probó no pudieron brindarle la curación que estaba buscando. Ella estaba muy decidida y siguió orando a pesar de todo. Una noche soñó que un hombre alto y negro le estaba dando una fórmula a base de hierbas para el cuidado del cabello que la curaría. Por la mañana, recordó perfectamente la fórmula y la anotó. Luego hizo todo lo que pudo para encontrar las plantas necesarias, algunas de las cuales procedían de África. Ella compuso el tratamiento capilar de acuerdo a las indicaciones que había recibido en el sueño y este remedio funcionó tan bien que no sólo se curó, sino que además su cabello se volvió muy vigoroso en el espacio de sólo tres semanas. Sus familiares y amigos no dejaron de notarlo y le preguntaron cómo lo había hecho. Les ofreció su remedio el cual dio tan buenos resultados que entonces tuvo la idea de montar una empresa para comercializarlo. Esto hizo rica a la Señora Walker. Gracias al dinero que así había ganado, financió la causa de los afroamericanos, escuelas, hospitales y ayudó a un gran número de organizaciones benéficas. Ella mejoró la vida de miles de personas. Se hizo tan popular que la oficina de correos incluso creó un sello postal con su imagen.

Durante las conferencias que doy en las empresas sobre el tema de los sueños y la innovación, nunca dejo de hablar de esta notable inventora, coronada por el éxito y filántropa, que sin embargo había comenzado su vida en la mayor dificultad. A través de su valiente testimonio sobre el origen onírico de su invento, ha ayudado a demostrar que nuestros sueños son una poderosa palanca para sanar no solo nuestro cuerpo, sino también nuestro destino. Lo que había hecho el éxito de esta persona era tanto su capacidad de soñar (y de recordar bien sus sueños), su determinación, su dinamismo y la incubación onírica que lograba gracias a sus oraciones. La combinación de estos activos es mucho más efectiva que la famosa ley de la atracción de la que tanta gente habla hoy en día en Internet.

Te invito a leer la interesantísima biografía de la Señora C.J. Walker que puedes encontrar en este sitio:

https://www.biography.com/news/madam-cj-walker-invent-hair-care-products

El hecho de que la Señora C.J. Walker pudiera recordar perfectamente una fórmula compleja que había escuchado en un sueño sugiere que ya era una soñadora muy avanzada. Pero, lamentablemente, este no es el caso de la mayoría de las

—

personas que están gravemente enfermas y que se encuentran en situaciones de emergencia sin poder recurrir a un talento soñador que aún no han desarrollado. Para ayudar a las personas que se encuentran en esta situación, ahora hablaré de una técnica de visualización para promover la curación, luego hablaré de otra técnica para los que están más avanzados en descifrar sus propios símbolos oníricos.

Capítulo 4: Técnicas de imaginería para promover la recuperación de la enfermedad

1) Técnica de imaginería para principiantes o avanzados en el arte de soñar

Nuestro cuerpo se comunica con nosotros a través de sus síntomas y también a través de las imágenes que ayuda a formar en nuestros sueños. Las imágenes son un poderoso medio de comunicación del cuerpo a la mente consciente y también de la mente consciente al cuerpo. En otras palabras, significa que nosotros también podemos tomar la iniciativa de comunicarnos con nuestro cuerpo a través de imágenes que podemos formar para él, sugerirle que se mantenga saludable, ayudarlo a volver al equilibrio y también preguntarle qué podemos hacer para ayudarlo. De este modo, ponemos nuestra mente al servicio de nuestra salud, en lugar de utilizarla para sabotearnos a nosotros mismos, como sucede con frecuencia. Tendemos a sabotearnos cuando no estamos bien, porque los problemas de salud muchas veces nos llevan a reactivar recuerdos negativos asociados a cargas energéticas relacionadas con el sufrimiento, el miedo y la muerte. Como te decía más arriba, nuestro cuerpo tiene una memoria que se remonta a los albores de los tiempos y en esa memoria hay toda una reserva de información relativa a la muerte de todos nuestros antepasados. Son ellos quienes han contribuido desde los albores de los tiempos. En cambio, activa la otra reserva de memoria que se relaciona con la buena salud, la juventud, la alegría de vivir, el bienestar corporal. Hace una gran diferencia, créeme, porque nuestra mente es sumamente poderosa para bien y para mal en el área de la salud. Los efectos *placebo* y *nocebo* están ahí para probarlo. Así que pongamos la mente a nuestro servicio, ya sea en prevención para mantenernos en forma o para curarnos más rápido.

Una de las técnicas más poderosas de la imaginería terapéutica, utilizada a lo largo de la historia por chamanes y curanderos, es la de evocar la formación del mundo. Puedes encontrar fácilmente todo tipo de cuentos sobre la formación del mundo en Internet. Elige el que más te atraiga y recítalo, léelo o escucha su grabación, cuando te encuentras cansado, enfermo o simplemente desanimado. Enfocar tu mente en el asunto de la creación del mundo ayudará a reactivar el flujo de vida en tu cuerpo y elevará tu nivel de energía. También puedes recurrir a concepciones religiosas de la creación del mundo, por ejemplo, el génesis en la Biblia, o crear tu propia historia de la creación del mundo e incorporar símbolos poderosamente vivos y saludables como el sol.

Sin embargo, desaconsejo utilizar la idea de la creación del mundo creado por la ciencia moderna, porque para el subconsciente, el *big bang* sugiere destrucción en lugar de creación. Fíjate, por ejemplo, en este vídeo de YouTube basado[3] en la idea del *big bang* que crearon unos alumnos franceses de 6° de primaria que dieron rienda suelta a cómo su subconsciente incorporó la teoría científica de la creación del mundo.

También pongo en nota las referencias de otro video emanado del CEA (Comisión de Energía Atómica) sobre el tema de la creación del mundo. Ella obviamente menciona el *big bang*. Luego están las colisiones, las altas y las bajas temperaturas, la materia oscura, la energía oscura, los quarks, los protones, los núcleos, las asociaciones, las expansiones... Pero, no escucharás la palabra VIDA en absoluto. Se trata mucho más de materia oscura y energía oscura que de luz, que se menciona solo como partículas. Esta concepción de la creación del mundo puede ser científicamente correcta, pero en realidad no es adecuada para ayudarte a impulsar tu sistema usando la fuerza de tu pensamiento y tu imaginación. Obviamente, no

---

[3] https://youtu.be/pMjwpaosdsl

fue creado para este propósito. En mi opinión, una historia infantil agradable, positiva y colorida sobre la creación del mundo, o incluso la historia bíblica del génesis, con algunas excepciones, serán mucho mejor para ayudarte a influir favorablemente en tu salud.

En el génesis Dios está obrando, activo, crea en abundancia. Lo que crea sigue creciendo. El introduce el soplo de vida en la materia. Esta historia habla abundantemente a nuestra imaginación. Seamos o no creyentes, solo puede influir positivamente en nuestra salud. Sin embargo, en mi opinión, sería mejor no utilizarla en el caso del cáncer, porque esta enfermedad es causada por una proliferación desordenada de células malignas y el texto del génesis quizás podría tener el efecto de favorecer inconscientemente esta proliferación por parte de la idea de crecimiento y multiplicación que transmite. Es solo una opinión personal, nada te impide probar diferentes enfoques para la formación del mundo y ver por ti mismo sus efectos en tu salud, tu energía, tu moral. Puedes incluso si quieres probar la concepción científica moderna del *big bang* en ti mismo y ver los resultados.

También puedes usar tu imaginería personal de la creación de tu propio mundo, es decir, el de tu nacimiento. Puedes imaginarte de nuevo en tu cuerpo de bebé, cuando estabas perfectamente sano, tu vida estaba comenzando, eras nuevo, todo en tu cuerpo estaba en orden, funcionando perfectamente. También puedes imaginarte en el vientre de tu madre mientras tu cuerpo se estaba formando. E incluso llegar a imaginar el momento de tu concepción.

Cada uno de nosotros tiene que averiguar por ensayo y error qué imágenes funcionan mejor. Por mi parte, me parece muy efectivo utilizar lo que he aprendido sobre Maat, un concepto muy útil del antiguo Egipto. ¿Quién es Maat? La antigua diosa egipcia Maat es una mujer que lleva una pluma blanca en la cabeza. En la balanza del juicio de los muertos, también está representada por una pluma blanca que sugiere ligereza y luz. Siempre ha sido considerada por los egiptólogos como la diosa de la justicia del antiguo Egipto. Sin embargo, los antiguos egipcios lo decían muy claro: MAAT ES LA VIDA QUE ANIMA A TODO EL COSMOS Y HASTA AL MÁS PEQUEÑO GUSANO. Todos los antiguos dioses egipcios portaban una cruz Ankh, que simbolizaba su poder de transmitir y aumentar la vida. Las representaciones de dioses y diosas presentando sus cruces Ankh en la boca de los seres humanos son numerosas en el antiguo Egipto.

Descubrí a la diosa Maat hace mucho tiempo cuando estaba escribiendo mi tesis doctoral sobre derecho del Internet y buscando un concepto de justicia adaptado al mundo virtual. Había encontrado en la biblioteca de derecho de la Facultad de Assas en París un libro sobre las raíces egipcias del antiguo derecho romano en el que descubrí este fascinante concepto egipcio. Empecé a estudiarlo a profundidad y usando mis habilidades de soñar, y me di cuenta que podía beneficiarme mucho de este concepto no solo para mi trabajo académico, sino también para mantenerme saludable. Desde entonces, he seguido utilizando la fuerza del simbolismo de Maat, vida y luz en mis sueños. Tú también puedes intentarlo. Así es como lo hago:

Justo antes de dormirme, pienso en la diosa Maat, que Maat, la vida, circula por el cosmos a través de la luz y llena de vida todo el cosmos. Entonces la veo alimentando en vida al sol, a la luna, a las estrellas, a los animales, a los árboles, a las plantas, a los flores, a los seres humanos, a mi cuerpo y a cada célula de mi cuerpo que se pone a brillar y a sintonizarse con el orden cósmico. Entonces imagino mi cuerpo siendo luminoso, lleno de la vida luminosa de Maat. E imagino que la difundo a mi alrededor y la proyecto principalmente a través del corazón y de las manos hacia toda la humanidad para vivificarla también. Termino agradeciendo a Maat e imaginando que yo mismo soy MAAT, soy la VIDA abundante que circula perfectamente en el cosmos.

Puedes intentarlo, es extremadamente poderoso. Además de hacer circular la energía en mi cuerpo, este sencillo ejercicio realizado justo antes de dormirme aumenta mi vibración y me permite acceder a planos oníricos que corresponden a estas vibraciones superiores. He escrito un libro sobre la diosa Maat, y te anotaré[4] la referencia, si quieres aprender más sobre esta interesante y omnipresente diosa del antiguo Egipto.

Cuanto más practiques la creación de imágenes en tu mente y las cargues con energía para que se vuelvan poderosas, más éxito tendrás con estas técnicas.

Si aún no has desarrollado una imaginación bastante efectiva, simplemente puedes ayudarte colgando en las paredes de tu hogar y especialmente en tu dormitorio imágenes, pinturas, fotografías que sean favorables a tu salud y que te influirán positivamente a lo largo del día, incluso cuando los veas sin notarlas. Las imágenes que consciente o inconscientemente miras al despertar y al acostarte son las más determinantes. Si ya está muy enfermo, exhibir de forma destacada fotografías tuyas cuando estabas en buena forma tendrá una influencia

---

[4] MAAT, la Filosofía de la Justicia en el Antiguo Egipto

muy positiva en ti.

Hace poco vi en Internet el testimonio de una joven que sufría de bronquitis crónica y que explicaba cómo le estaba yendo el confinamiento durante la epidemia de coronavirus. Termina su testimonio, mostrando una fotografía en la pared y diciendo que acababa de darse cuenta de que la mujer del cuadro llevaba un cubrebocas. En efecto, se puede ver muy claramente la pintura que representa únicamente el rostro de una mujer con un gran cubrebocas. Esta es obviamente una imagen extremadamente dañina para el subconsciente de esta persona que ya sufre de bronquitis crónica y otros problemas respiratorios. En su lugar, reemplazaría esta pintura con una representación de personas al aire libre sonriendo y respirando profundamente, y pediría a mis sueños que me ayudaran a sanar. O bien, me preguntaría si mis problemas respiratorios podrían ser psicosomáticos y haber sido desencadenados por un ataque a mi libertad de expresión, o por algo que no he podido decir en algún momento de mi vida. Para el subconsciente, esta imagen de una mujer cuya boca no se ve significa tanto que no habla como que no respira. Todo es para él una calle de doble sentido, puede hacernos elegir ciertas imágenes, ciertos objetos que tendremos a nuestro alrededor y que a su vez seguirán manteniendo el círculo vicioso o virtuoso de la enfermedad o la salud, hasta que abramos los ojos y finalmente aceptemos entender lo que nos está diciendo.

Terminaré con este tema del uso de la imaginación con algunas palabras para los médicos. Consideren la importancia de lo que dicen a sus pacientes. Denles siempre esperanza, incluso en los casos más desesperados. Ustedes aceptan la realidad del poder que la mente tiene sobre el cuerpo cuando se trata del efecto placebo, entonces, ¿Por qué no lo aceptan cuando se trata, a través del poder de sus propias palabras, de influir positivamente en la mente de sus pacientes? Las facultades de medicina no los formaron para esto, lo sé, pero nunca es demasiado tarde para investigar este aspecto tan importante de su profesión, que era ampliamente conocido y practicado por los renombrados médicos de la antigua Grecia y otros lugares. No subestimen el poder de sus palabras, para bien o para mal, sobre los pacientes debilitados por la enfermedad y que le han dado toda su confianza. Los vestigios del antiguo Egipto prueban que los médicos egipcios ya estaban muy avanzados en el arte de curar. Sin embargo, también usaron magia médica, lo que para la mayoría de los médicos modernos los hace parecer ridículos. Pero, ¿qué es la magia médica sino el arte de hablar a la imaginación de los pacientes, para implantar en su mente imágenes de curación cargadas de vida y de deseo de curar? ¡Creo que es mucho mejor que decirles a los pacientes que son incurables e incluso llegar a predecir cuánto tiempo les queda de vida! ¡Los antiguos egipcios seguramente habrían considerado esto magia negra! Además, cuando nos toca dejar, nuestros sueños están ahí para cumplir la delicada tarea de advertirnos y prepararnos para irnos serenamente y lo hacen muy bien sin equivocarse nunca.

2) Técnicas para personas ya avanzadas en el conocimiento de los símbolos de sus sueños

Si has realizado un trabajo personal observando los vínculos entre tus sueños y tu realidad y has aprendido a descifrar la mayoría de los símbolos que en tus sueños se relacionan con tu estado de salud, puedes utilizar las siguientes dos técnicas además de la anterior:

- Modificar el terreno directamente en el sueño,

- Usar el lenguaje decodificado de los sueños para dar instrucciones más efectivas a tu cuerpo.

a) Cómo modificar el terreno directamente en el sueño:

Si sabes, por ejemplo, que para ti las fugas de agua en un baño representan una pérdida de energía que, si es importante, corre el riesgo de llevarte por el camino de la depresión, puedes intentar actuar directamente en el sueño. Basta recordar bien este aspecto de tus sueños y mantener una cierta lucidez, una cierta conciencia en el sueño que te permitirán actuar inmediatamente en el sueño tomando medidas tales como: quitar agua y reparar la fuga, o llamar a un plomero. Al hacerlo, restableces directamente la circulación normal de la energía vital en los sueños y así evitas la pérdida de tu energía la que a largo plazo podría causarte problemas de salud en la realidad. Obviamente, esto solo funciona cuando el problema aún se encuentra en la etapa de un bloqueo energético y no se ha ya materializado. Se trata de conocer bien tu mundo onírico y haber desarrollado algún tipo de lucidez onírica o conciencia onírica que te permitirá actuar directamente en el mundo onírico cuando el problema en preparación esté relacionado con un bloqueo energético. También puedes extinguir incendios, reparar cables eléctricos o encender una lámpara cuando te encuentres en un sueño en habitaciones oscuras.

También puedes pedir ayuda directamente en tus sueños, por ejemplo, de un médico. Hay médicos en el mundo astral que pueden ayudarte o curarte. El dios Esculapio sigue formando parte de él y nada te impide invocarlo.

En resumen, puedes modificar directamente tu terreno en los sueños siempre que lo conozcas bien. Veamos ahora cómo es posible que las personas que ya han descifrado los símbolos de sus sueños den instrucciones muy efectivas a su cuerpo para restaurar su salud o comprender lo que está mal:

b) Comunícate con tu cuerpo en un idioma que entienda:

Al observar los vínculos entre tus sueños y tu realidad por un tiempo y al hacer algunos experimentos, podrás descifrar la mayoría de los símbolos de tus sueños. Conocer el idioma de tus sueños es un activo increíble que puedes usar en la otra dirección, es decir, para comunicarte con tu cuerpo.

Para ello, justo antes de dormirte, solo tienes que hacerle preguntas a tu cuerpo, darle instrucciones o simplemente hablarle en su propio idioma utilizando sus propios símbolos. Puedes hablar con él usando imágenes y/o pensamientos. Las imágenes pueden ser extremadamente efectivas en algunos casos.

Por ejemplo, es posible que haya notado a través de tu trabajo de observación personal que tienes un problema circulatorio que en tus sueños aparecen como ríos que fluyen muy lentamente y transportan todo tipo de detritos. Evidentemente, si tienes este problema, debes tomar las medidas que sean necesarias en la realidad para depurar tu sangre y hacer que circule mejor. Estas medidas serán aún más efectivas si justo antes de dormirte creas en tu mente imágenes de ríos cuyas aguas claras y límpidas fluyen libres y tranquilas en un paisaje verde. También puedes añadir luz, la del sol que hace brillar el agua. Es extremadamente beneficioso. Imaginar un manantial del que brota agua clara también es muy beneficioso para la circulación sanguínea.

Generalmente subestimamos el poder de las imágenes en nuestra vida real, nos influyen a todos. Los anunciantes entienden esto. Son aún más poderosas en el estado de sueño y podemos usarlas para promover nuestra curación o mantener nuestra buena salud.

Antes de dormirnos, aunque no tengamos problemas de salud, es buena idea formarnos una imagen de nosotros mismos radiante, feliz, joven, en perfecta salud, en comodidad y en abundancia. Solo puede hacerte bien.

Si, por el contrario, te proyectas con angustia regularmente hacia la vejez, la soledad, la pobreza y la enfermedad, ya sea durante el día o justo antes de irte a dormir, estás estimulando así tus fuerzas subconscientes que comenzarán a actuar en la dirección en la que te estás proyectando conscientemente.

Somos tanto espíritu como materia, y nuestro cuerpo es un puente entre el mundo visible y el mundo invisible. Por tanto, para restaurar la salud cuando ya está fuertemente afectada, es mejor hacer como los médicos del antiguo Egipto, es decir actuar sobre el cuerpo al mismo tiempo (mediante remedios, cirugía cuando sea necesario, cambio de hábitos de vida, el destape de los intestinos por enemas, etc.) y en la mente por palabras e imágenes. El uso de técnicas de imaginería onírica será muy eficaz si lo haces antes de la materialización de los problemas de salud. De ahí la importancia de tener en cuenta tus sueños y hacer un trabajo personal que te permita escuchar y comprender cada vez mejor lo que tu cuerpo te quiere decir. Ahora veamos cómo hacer este trabajo personal de manera efectiva.

CAPÍTULO 5: Como hacer un trabajo efectivo de observación de tus sueños y de tu realidad

Es suficiente anotar diligentemente tus sueños y también tu realidad por un cierto tiempo sin tratar de entender el significado de tus sueños, sino dejando que tus sensaciones, sentimientos y emociones salgan a la superficie.

Tienes que anotar todos tus sueños y también los que no te parecen importantes. Anota todo lo que puedas recordar, incluso lo que te parece fútil.

En la mañana, tan pronto como te despiertes mientras todavía estás en el estado de ánimo y en la energía del sueño, permanece tanto como puedas en esta energía, como en un estado de meditación y escribe tus sueños. Anótalos con el mayor detalle posible: la historia, los personajes, su ropa, los colores que aparecen en los sueños, la disposición de los objetos y personajes entre sí, las emociones, la atmósfera general de tus sueños.

La ropa que usas en los sueños, su forma, sus colores pueden informarte sobre tu estado de salud. Por ejemplo, si en un sueño aparecen manchas en tu ropa, eso significa que podrías tener o una acumulación de toxinas donde aparecen o un riego sanguíneo deficiente. Si los pantalones te quedan demasiado apretados en las piernas, podría indicar problemas circulatorios, mientras que los pantalones que te quedan demasiado apretados en el estómago podría indicar problemas de estreñimiento.

Como ya hemos visto, los lugares en los que evolucionas en los sueños también pueden ser importantes. Por ejemplo, si tus sueños transcurren en sótanos, bodegas, cuevas, grutas donde el aire se enrarece, esto puede anunciar problemas respiratorios. Mientras que si te mueves en paisajes con vegetación seca al sol y suelo agrietado, esto puede indicar inflamación y fiebre. A veces verás cuerpos de agua que se desbordan o están llenos de piedras. Si tienen forma de habas grandes, pueden señalar los riñones y sus posibles problemas.

Evidentemente, tenemos todo tipo de sueños y no solo sueños que emanan de nuestro cuerpo. De hecho, a medida que desarrollamos el arte de soñar, tenemos muchos otros tipos de sueños además de los que son provocados por nuestro cuerpo. Solo haciendo un trabajo de observación personal durante un tiempo podrás comprender cuales son los sueños y símbolos que se relacionan con tu salud.

Por ejemplo, soñar con inundaciones puede señalar un problema de retención de agua en el cuerpo, pero también anunciar un período de tu vida en el que te verás abrumado por tus emociones. Los sueños de desastres naturales pueden ser sueños premonitorios de desastres por venir, señales de desastres en tu ecosistema corporal o incluso ser causados por una sacudida en tus creencias o hábitos.

Una vez que hayas escrito tus sueños de la noche con el mayor detalle posible, escribe lo esencial de tu realidad del día anterior. No es necesario entrar en detalles sobre la realidad. Solo necesitarás anotar los siguientes puntos y cualquier otro aspecto de tu vida real que consideres importante en función de las circunstancias de tu vida:

- las personas que has encontrado;
- los lugares en los que has estado;
-qué comiste;
-los remedios y medicamentos que has tomado;
-tus actividades físicas.
- tu estado emocional durante el día, por ejemplo, ira, tristeza, alegría...

Además de anotar tus sueños y realidad, también hazte el hábito de tomar conciencia cada mañana y anotar el estado de tu cuerpo y mente. ¿Te sientes descansado? ¿Crees que has dormido lo suficiente? ¿Tus ojos están descansados? ¿Tu cuerpo está muy entumecido? Si es así, ¿Cuánto tiempo te suele llevar salir de este entumecimiento? ¿Cuál es tu estado de ánimo? Este sencillo ejercicio te permitirá desarrollar una mejor comunicación entre tu cuerpo físico y tu mente consciente. Te volverás cada vez más consciente al estar despierto de lo que sucede en tu interior y sabrás en tiempo real cómo rectificar ciertos hábitos que te son perjudiciales, por ejemplo ciertas posiciones en el trabajo, la tensión de ciertos músculos, la ingestión de ciertos alimentos y bebidas, o repetir pensamientos y sentimientos que te son perjudiciales.

Después de escribir tus sueños y el esbozo de tu realidad durante un periodo que varía desde unos meses hasta un año dependiendo del nivel inicial de las personas, harás una pausa en tu vida para poder releer todos tus apuntes a la vez. Este sencillo ejercicio realizado en condiciones favorables a la meditación ayudará a establecer una mejor comunicación entre tus hemisferios cerebrales y entre tu consciente y tu subconsciente. Mientras lees todos tus apuntes, podrás encontrar que los mismos símbolos aparecen en tus sueños cuando ciertos eventos idénticos ocurren en la realidad.

Por ejemplo, una persona soñó el primero de enero que se

movía por la ciudad, no en coche o transporte público, sino en su cama. El 31 de marzo, vuelve a notar este mismo tipo de sueños con variaciones, pero siempre con movimiento en la cama. En la realidad, esta persona notó el cinco de enero un problema de ciática que lo bloqueaba en la cama. Asimismo, señaló que el pasado 4 de abril estuvo postrada en cama por un problema de ciática. En los casos en que el único problema de salud que afecta a esa persona es la ciática, puede inferir de sus notas que los sueños en los que se mueve en la cama presagian futuros problemas de ciática y puede inmediatamente tomar las medidas adecuadas para evitarlos.

He aquí otro ejemplo: Una mujer sueña que tiene los dedos de su mano derecha atorados en una puerta, y observa que estos sueños siempre aparecen antes de que surjan sus problemas de dolor de cuello. La persona puede deducir dos cosas de estos sueños: les anuncian dolores cervicales, y estos dolores se deben a un disco pellizcado.

He dado en este libro sólo una breve descripción del método, que será suficiente para que comiences tu trabajo personal de forma independiente. Para quien lo desee, hay más detalles, más ejemplos y otras posibilidades de aplicaciones prácticas de este método en mi libro: El Significado de los Sueños.

De ti depende hacer tus descubrimientos, te sorprenderá descubrir la inteligencia de tu cuerpo y todos los trucos de comunicación que es capaz de desplegar para animarnos a gestionar mejor nuestra salud. Todos, excepto aquellos con daño cerebral severo, pueden usar sus sueños para mejorar su salud y prolongar su vida saludable. Comienza en tu nivel y sé persistente, esta inversión personal te traerá abundancia de vida, alegría y buena salud. Adjunto encontrarás una lista de los libros que he escrito para ayudar a todos aquellos que deseen desarrollar sus habilidades oníricas comenzando en su propio nivel y sea cual sea su nivel, aunque por el momento ni siquiera logren dormir bien.

Conclusión

Si nuestro cuerpo no fuera un prodigio de inteligencia y no tuviera esta asombrosa capacidad de adaptación, tal vez todos moriríamos instantáneamente con cada error que cometemos en nuestra alimentación o cada vez que nos exponemos sin darnos cuenta a ciertas sustancias tóxicas y energías dañosas para nuestro cuerpo. Afortunadamente, casi todos los problemas de salud graves tardan mucho en formarse, a veces incluso muchos años. Un trabajo bien realizado de observación de nuestros procesos oníricos demuestra que las enfermedades existen primero a nivel energético-informativo en el cuerpo. Y es esta información la que el cuerpo transmite incansablemente a la conciencia por la noche a través de los sueños. Por eso, nuestros sueños son los mejores guardianes de nuestra salud. Incluso superan en eficiencia a todos los perros del mundo. ¿Te sorprende esta comparación? Pero, ¿Has oído hablar de la asociación inglesa Medical Detection Dogs?

Esta asociación ha entrenado perros con éxito para detectar enfermedades como ciertos tipos de cánceres, la enfermedad de Parkinson, la malaria y ciertas infecciones. Ahora está colaborando con otras instituciones para entrenar perros para detectar personas infectadas con el coronavirus. Es gracias a su olfato que estos perros son capaces de detectar todas estas patologías que, según los científicos, tienen cada una un olor específico. Los perros entrenados para este propósito pueden incluso detectar picos de azúcar en la sangre en personas con diabetes y alertarlas. Sus habilidades son bastante asombrosas, extremadamente fiables y de gran ayuda para los que la padecen.

Los servicios prestados a los enfermos por esta asociación y por los perros que ha educado son invaluables y merecen ser apoyados. Pero no olvidemos que si sólo el ser humano sano se tomara la molestia de observar sus sueños, aún sería mucho más eficiente que cualquier perro adiestrado que no tiene otra herramienta que su olfato y por tanto sólo puede detectar enfermedades que ya son suficientemente establecidas en el cuerpo para poder producir un olor.

Por el contrario, gracias a sus sueños, el ser humano entrenado es capaz de detectar de forma independiente las señales de advertencia de la formación de enfermedades en su cuerpo, mucho antes de que emita algún olor a enfermedad.

¡Les deseo a todos dulces sueños y todo el placer de gozar de excelente salud!

SOBRE LA AUTORA DE ESTE LIBRO

Anna Mancini, francesa de origen italiano, vive en París y es escritora y conferenciante. Estimulada por su cultura familiar, ha estado interesada en los sueños desde su primera infancia.

Más tarde, mientras escribe su tesis doctoral sobre derecho de patentes, un gran sueño cambia su vida. Este sueño especial y muy claro le da la solución de un enigma de la antigua ley romana que muchos investigadores de todo el mundo no pueden resolver.

Contra todo pronóstico, en lugar de ser recibida con entusiasmo por la comunidad universitaria, Anna fui rechazada y nunca puso presentar esta tesis. Así es como ella decide dedicarse por completo a la investigación y la experimentación en el proceso de los sueños.

Durante muchos años, ha estado observando sueños y soñadores, y ha estado experimentando comprender la influencia de su entorno y estilo de vida en el contenido de sus sueños. Para su investigación, ella también se ha beneficiado de enseñanzas antiguas y desconocidas sobre la psiquis humana, que nos han llegado a través de los vestigios de los antiguos sistemas legales.

A través de esta forma original de trabajar en sueños y usar sus propios sueños, que la guiaron a través de su investigación, ella fue capaz de:

- desarrollar un método innovador y eficaz de interpretación del lenguaje de los sueños;

- una técnica que permite hacer preguntas a nuestro subconsciente y obtener respuestas en cualquier campo;

- comprender las condiciones favorables y desfavorables para la ocurrencia de sueños creativos;

- y muchas otras cosas que facilitan la vida de vigilia y aumentan la vitalidad de los soñadores.

En 1995, fundó la asociación de investigación "Innovative You", con sede en París, donde pudo experimentar con otros, las técnicas de trabajo en sueños que ha desarrollado después de una larga investigación personal.

Anna Mancini ha escrito muchos libros que puedes encontrar en Amazon :

Las conferencias, talleres y capacitaciones de Anna Mancini se anuncian regularmente en su sitio web personal.

Puedes registrarte en sus listas de correo visitando su sitio web personal:

Francés y otras lenguas: www.amancini.com

Español: http://espanol.amancini.com

Canales de Youtube:

Francés con subtitulos españoles:

https://www.youtube.com/@lasignificationdesreves

Español:

https://www.youtube.com/@elsignificadodetussuenos

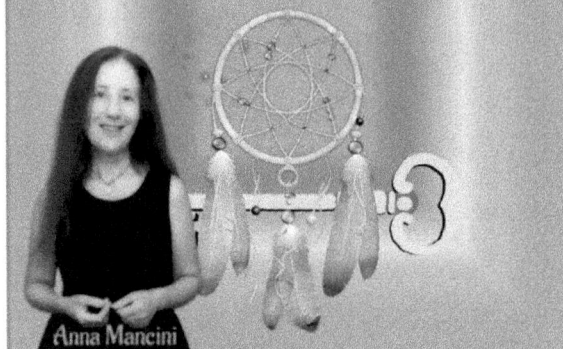

EL SIGNIFICADO DE LOS SUEÑOS

Anna Mancini

OTROS LIBROS SOBRE LOS SUEÑOS ESCRITOS POR ANNA MANCINI

El Significado De Los Sueños

Tus Sueños Pueden Salvar Tu Vida

La Clarividencia Onírica, Aprenda A Ver Su Futuro En Sus Sueños

Estrategias Para Recordar Los Sueños

Estrategias Para Dormir Mejor Y Volver A Tener Un Descanso Ideal

¿Cómo Nacen Los Inventos? Un Método Efectivo Para Obtener Ideas Innovadoras Gracias A Tus Sueños

Sueños Y Salud, Descubre Los Sueños Más Comunes Que Te Informan Sobre El Estado De Tu Cuerpo Y Aprovéchalos Para Permanecer Saludable

Las Leyes De La Energía Humana A Través De Los Sueños, Cómo Gestionar Mejor Tu Energía, Aumentarla Y Evitar Estados Depresivos Usando Tus Sueños

Cómo Conocer Los Secretos, Enigmas Y Misterios Del
Antiguo Egipto Y De Todas Las Antiguas Civilizaciones

LOS LIBROS DE ANNA MANCINI PARA AYUDARTE A DESARROLLAR TUS HABILIDADES DE ENSUEÑO, SOÑAR MEJOR, Y DORMIR MEJOR

Se necesita una cantidad variable de tiempo para entrenar de manera efectiva en mis técnicas de sueño. Este tiempo varía según el nivel inicial del estudiante. Cualquiera puede aprender este arte de soñar, incluso las personas que creen que no están soñando y hasta las que tienen problemas para dormir. Simplemente comienzas en el nivel que es tuyo.

Cualquiera que piense que no sueña o que solo recuerda sus sueños cuando son pesadillas puede beneficiarse enormemente de la lectura del libro que escribí para ellos: *Estrategias para recordar los sueños*

Todos aquellos que tengan problemas de insomnio y que ya hayan probado de todo, se beneficiarán de la lectura del libro que escribí para ellos: *Estrategias para dormir mejor y volver a tener un descanso ideal,* que abre otros horizontes de comprensión y alivio de los problemas de insomnio. También les aconsejo que lean el libro de Laure Goldbright, *Testimonio sobre los beneficios de la higiene intestinal.* Porque el estado del aparato digestivo influye mucho en la calidad de nuestro sueño y es el causante de muchos trastornos del sueño.

Aquellos que ya sueñan bien y suelen recordar bien sus sueños pero no entienden su significado, leerán provechosamente primero: *El Significado de los Sueños.*

OTROS LIBROS MAS ESPECIALIZADOS EN TECNICAS ONIRICAS ESTAN ESPECIALMENTE DIRIGIDOS A:

- a inventores, investigadores y científicos: *¿Cómo Nacen Los Inventos? Un Método Efectivo Para Obtener Ideas Innovadoras Gracias A Tus Sueños*

- a los arqueólogos e historiadores: *Cómo Conocer Los Secretos, Enigmas Y Misterios Del Antiguo Egipto Y De Todas Las Antiguas Civilizaciones*

- a las personas que deseen desarrollar sus llamados talentos paranormales para conocer su futuro: *La Clarividencia Onírica, Aprenda a Ver su Futuro en sus Sueños*

Además, ante la aceleración en el número de desastres naturales y el auge del terrorismo, me comprometo a difundir la idea de que es posible, gracias a los sueños, ser advertido de estos peligros y escapar de ellos por completo, salvando también la vida de nuestros seres queridos. Escribí en este sentido: *Tus sueños pueden salvar tu vida*. Aconsejo a todos los que viven en zonas peligrosas crear, en su ciudad, su pueblo, su barrio, su comunidad o su empresa un grupo de vigilancia de los sueños. Encontrará todas las explicaciones en el libro para que este grupo funcione de manera efectiva.

LIBROS DE INTERÉS PARA LA SALUD

La Cura Para Todas Las Enfermedades, de HULDA REGEHR CLARK

Testimonio sobre los Beneficios de la Higiene Intestinal, de Laure Goldbright

Menopause Free of Suffering: a Testimonial, de Laure Goldbright

Gare à Vous les Virus, de Laure Goldbright

La Fe Que Se Cura, de Jean-Martin Charcot

Cúrate a ti mismo, de Edward Bach

Salud Prohibida: Andreas Ludwig Kalcker (Edición en español) (Hay una versión en inglés, consulte el sitio web de Andreas Kalcker: https://andreaskalcker.com/en/)

The Master Mineral Solution of the Third Millenium, de Jim Humble

Maladie, souffrance, invalidité, dégénérescence, mort précoce - La libération, de René-Claudius Schumperli, 1 janvier 2005

Homéopathie Courante Par Vous-Même, de Michel Dogna

L'Argile qui guérit: Mémento de médecine naturelle, de Raymond Dextreit, 23 février 1993

L'Aromathéraphie, Se Soigner Par Les Huiles Essentielles, de Dr Valnet

La Pratique Du Jeûne Holistique: Vaincre La Maladie, Ouvrir La Conscience, Christian Tal Schaller, Éditions Vivez Soleil 2004

Los libros del doctor Alexandre Salmanoff sobre la microcirculación sanguínea: *La Cura De Trementina Del Dr Salmanoff: Una Panacea Secreta* Para Curar Todas Las Enfermedades

Ayuno Racional para el Rejuvenecimiento Físico, Mental y Espiritual, de Arnold Ehret, traducido por David Gil

Sistema Curativo Por Dieta Amucosa, Arnold Ehret, traducido por David Gil

.

LAS LEYES DE LA ENERGÍA HUMANA A TRAVÉS DE LOS SUEÑOS

Cómo Gestionar Mejor Tu Energía, Aumentarla Y Evitar Estados Depresivos Usando Tus Sueños

Anna Mancini
Buenos Books America
www.buenosbooks.us

Estrategias Para Recordar Tus Sueños

Anna Mancini
Buenos Books America
www.buenosbooks.us